中国医学临床百家

曹永平 /著

膝关节骨关节炎

曹永平 2018 观点

科学技术文献出版社
SCIENTIFIC AND TECHNICAL DOCUMENTATION PRESS

·北京·

图书在版编目（CIP）数据

膝关节骨关节炎曹永平2018观点 / 曹永平著. —北京：科学技术文献出版社，2017.11（2018.11重印）

ISBN 978-7-5189-3425-6

Ⅰ.①膝… Ⅱ.①曹… Ⅲ.①膝关节—关节炎—诊疗 Ⅳ.① R684.3

中国版本图书馆 CIP 数据核字（2017）第 245356 号

膝关节骨关节炎曹永平2018观点

策划编辑：蔡　霞　　责任编辑：蔡　霞　　责任校对：张吲哚　　责任出版：张志平

出　版　者	科学技术文献出版社	
地　　　址	北京市复兴路15号　　邮编　100038	
编　务　部	（010）58882938，58882087（传真）	
发　行　部	（010）58882868，58882870（传真）	
邮　购　部	（010）58882873	
官方网址	www.stdp.com.cn	
发　行　者	科学技术文献出版社发行　全国各地新华书店经销	
印　刷　者	北京虎彩文化传播有限公司	
版　　　次	2017年11月第1版　2018年11月第3次印刷	
开　　　本	710×1000　1/16	
字　　　数	90千	
印　　　张	10　彩插2面	
书　　　号	ISBN 978-7-5189-3425-6	
定　　　价	98.00元	

序
Foreword

韩启德

  欧洲文艺复兴后，以维萨利发表《人体构造》为标志，现代医学不断发展，特别是从19世纪末开始，随着科学技术成果大量应用于医学，现代医学发展日新月异，发生了根本性的变化。

  在过去的一个世纪里，我国现代化进程加快，现代医学也急起直追。但由于启程晚，经济社会发展落后，在相当长的时期里，我国的现代医学远远落后于发达国家。记得20世纪50年代，我虽然生活在上海这个中国最发达的城市里，但是母亲做子宫切除术还要到全市最高级的医院才能完成；

我患猩红热继发严重风湿性心包炎，只在最严重昏迷时用过一点青霉素。二十世纪六七十年代，我从上海第一医学院毕业后到陕西农村基层工作，在很多时候还只能靠"一根针，一把草"治病。但是改革开放仅仅 30 多年，我国现代医学的发展水平已经接近发达国家。可以说，世界上所有先进的诊疗方法，中国的医生都能做，有的还做得更好。更为可喜的是，近年来我国医学界开始取得越来越多的原创性成果，在某些点上已经处于世界领先地位。中国医生已经不再盲从发达国家的疾病诊疗指南，而能根据我们自己的经验和发现，根据我国自己的实际情况制定临床标准和规范。我们越来越有自己的东西了。

要把我们"自己的东西"扩展开来，要获得越来越多"自己的东西"，就必须加强学术交流。我们一直非常重视与国外的学术交流，第一时间掌握国外学术动向，越来越多地参与国际学术会议，有了"自己的东西"也总是要在国外著名刊物去发表。但与此同时，我们更需要重视国内的学术交流，第一时间把自己的创新成果和可贵的经验传播给国内同行，不仅为加强学术互动，促进学术发展，更为学术成果的推广和应用，推动我国医学事业发展。

我国医学发展很不平衡，经济发达地区与落后地区之间差别巨大，先进医疗技术往往只有在大城市、大医院才能开展。在这种情况下，更需要采取有效方式，把现代医学的最新进展以及我国自己的研究成果和先进经验广泛传播开去。

基于以上考虑，科学技术文献出版社精心策划出版《中国医学临床百家》丛书。每本书涵盖一种或一类疾病，由该疾病领域领军专家撰写，重点介绍学术发展历史和最新研究进展，并提供具体临床实践指导。临床疾病上千种，丛书拟以每年百种以上规模持续出版，高时效性地整体展示我国临床研究和实践的最高水平，不能不说是一个重大和艰难的任务。

我浏览了丛书中已经完稿的几本书，感觉都写得很好，既全面阐述有关疾病的基本知识及其来龙去脉，又介绍疾病的最新进展，包括笔者本人及其团队的创新性观点和临床经验，学风严谨，内容深入浅出。相信每一本都保持这样质量的书定会受到医学界的欢迎，成为我国又一项成功的优秀出版工程。

《中国医学临床百家》丛书出版工程的启动，是我国现代医学百年进步的标志，也必将对我国临床医学发展起到积极的推动作用。衷心希望《中国医学临床百家》丛书的出版取得圆满成功！

　　是为序。

作者简介
Author introduction

  曹永平，北京大学第一医院骨科副主任，骨关节病区主任，教授，主任医师，博士生导师。日本香川大学医学部骨科专业博士毕业。曾在日本、德国和美国等多个国际著名的人工关节中心学习。

  临床专攻：骨关节疾病的诊断和治疗，特别是退行性骨关节病的阶梯式治疗和股骨头坏死的分期治疗，各种人工关节置换治疗髋、膝、肘、踝等关节疾病，复杂髋关节、膝关节的翻修；运动损伤的各种关节镜下微创修复等。

  主要研究领域：骨生物学、骨软骨代谢、骨软骨组织工程。主持过 3 个国家级和 6 个省部级自然基金的课题。在国内外发表论文 59 篇。授权专利 6 项。主编和参编了 9 部骨科专著。任中国老年学和老年医学学会老年骨科分会副主任委员兼总干事。另外任其他 13 个专业委员会的委员、常委和 5 个杂志的编委。

特别鸣谢（按姓氏拼音排序）

崔云鹏 （北京大学第一医院骨科）

焦　洋 （北京大学第一医院骨科）

李　翔 （北京大学第一医院骨科）

李卓扬 （北京大学第一医院骨科）

刘　恒 （北京大学第一医院骨科）

刘雨曦 （北京师范大学附属中学）

孟志超 （北京大学第一医院骨科）

潘利平 （北京大学第一医院骨科）

塔拉提 （北京大学第一医院骨科）

王　瑞 （北京大学第一医院骨科）

吴　浩 （北京大学第一医院骨科）

杨　昕 （北京大学第一医院骨科）

前 言

Preface

退行性骨关节炎，也称为骨关节病，是世界上最常见的关节疾病，主要是由于机械和生物因素的相互作用，导致关节软骨细胞、细胞外基质和软骨下骨合成与降解失衡，从而引起的关节的结构和机能的改变。它是一种以局灶性关节软骨退行性改变、骨丢失、关节边缘骨赘形成及关节畸形和软骨下骨质硬化为特征的慢性退行性关节疾病。主要发生在负重关节，尤其好发于髋关节和膝关节。

随着年龄增大，患病率迅速上升，65岁以上人群大多数受其影响，75岁以上人群80%受其影响。该病早期主要表现为关节的肿胀或者疼痛，运动或者负重后加重。晚期主要表现为关节活动受限、关节变形，甚至致残，最终致残率可达53%。近期世界卫生组织的一项报告认为骨性关节炎是引起女性残障的第四大病因，男性残障的第八大病因。

本书结合近年来的骨关节炎研究的最新进展和循证临床证据，介绍了骨关节的阶梯式治疗方式，主要包括：科学使用关节的科普知识、保守治疗的诸多方法、各种关节腔内注射以改善微环境的方法、各种关节镜微创治疗、不同方式的关节置换等。

中国医学临床百家

本书对治疗方案的介绍层层递进，希望各位读者能对关节炎的治疗方式有一个总体了解，能从本书的知识中学会怎样保护自己的关节和怎样预防骨关节炎的过早发生。

本书的编写过程中，各位参编者在繁忙的临床和科研工作之余，广泛查阅文献，认真分析和归纳资料，都付出了大量的精力和宝贵时间，在此对各位编者的辛苦付出表示感谢！另外，在此书的出版过程中，各位编辑老师认真、反复修改和校对文稿，在此也向你们的辛勤付出表示感谢。

目 录

Contents

膝关节骨关节炎概论及预防策略

1. 膝关节骨关节炎发病探寻

膝关节骨关节炎（knee osteoarthritis，KOA）是一种常见的慢性退行性病变，以关节软骨的退行性改变和继发性骨质增生为主要特点，是在力学因素和生物学因素的共同作用下，软骨细胞、细胞外基质及软骨下骨三者之间分解和合成代谢失衡的结果。临床医生直到18世纪末才认识到骨关节炎（osteoarthritis，OA），但后来的命名并不准确，混淆了人们对OA的认知，误认为它是与类风湿性关节炎相同的疾病。OA的定义长期集中在关节软骨的改变。

随着OA概念的不断完善，OA现在被认为是影响到整个关节的疾病，包括关节软骨、软骨下骨、关节韧带、关节囊和滑膜的改变，最终导致关节功能障碍。在关节的结构性损伤中（即结构性OA）主要由于软骨损失、骨赘形成、软骨下骨和半月板改变，其中一些可以用X射线检查，而所有的改变都可以通过磁共振成像（magnetic resonance imaging，MRI）检查，这些改变可伴有关节疼痛、僵硬、肿胀、畸形和功能障碍等（即症状性OA）。OA 疾病的进展通常较缓慢，可能需要多年的发展。迄今为止，OA 的治疗和明确的定义仍然具有挑战性，而患病风险因素和它的病理生理学仍在不断地发展。

根据 2010 年世界卫生组织对全球负担疾病的研究，OA 的全球致残率从 1990 年的第 15 位上升为第 11 位。骨关节炎最常累及的是膝关节，膝关节骨关节炎是老年人常见病，并且是引起老年人活动障碍的主要原因，在全世界范围内影响着数百万人的生活质量，调查研究表明膝 OA 的终身患病率为 45%。在国内不同地区，膝 OA 的患病率是不同的，研究发现，北部、东部地区的患病率最低分别为 5.4% 和 5.5%，东北地区的患病率为 7.0%，中南地区的患病率为 7.8%，西北地区的患病率为 10.8%，西南地区的患病率最高 13.7%。

可能造成膝 OA 的危险因素：经过大量的流行病学调查分析，性别、年龄、身体质量指数（body mass index，BMI）被公认为膝 OA 的危险因素；其他因素，如运动、吸烟、饮酒、工作、遗传、经济水平、文化教育等相关因素。

（1）肥胖

肥胖已经确定是造成膝 OA 发展的风险因素。肥胖女性膝OA 的发病率是正常体重女性的 4 倍，肥胖男性膝 OA 的发病率是正常体重男性的 4.8 倍。有研究表明，每超重 1 磅，膝关节表面软骨负荷将增加 3 ~ 6 倍。这提示减肥可以缓解膝 OA 的症状。超重：首先，增加承重关节的负荷，促进软骨破坏；其次，肥胖可能通过代谢过程的中间产物诱发骨性关节炎的发生。肥胖可以通过机械力、生物代谢作用影响关节软骨的退化变性，进而导致膝 OA 的发生。

（2）性别

多个研究均发现，女性的膝 OA 患病率明显较男性高。研究发现女性临床膝 OA 的患病率近男性患病率的 3 倍（15.0% *vs.* 5.6%）。女性患病率高于男性可能与女性自身的激素相关，绝经是女性膝 OA 的危险因素，因为绝经会影响体内雌激素水平，雌激素可抑制骨赘生成和破骨细胞的活性，同时也有研究认为，高水平的雌激素会导致骨量增加，从而使关节的负荷加重，诱发或加速骨关节的病理改变。目前雌激素对骨关节炎的影响机制，尚不清楚，而且在研究过程中不能单纯考虑雌激素水平，应该综合考虑女性内分泌平衡与雌激素、孕激素之间的关系。

（3）年龄

随着年龄的增加，膝 OA 的患病率逐渐升高。研究发现，40 ~ 49 岁、50 ~ 59 岁、60 ~ 69 岁、70 岁以上的患病率是逐渐升高的。随着年龄的增长，一方面，软骨细胞对刺激修复的生长因子的敏感性开始下降，软骨内的糖基化终产物的累积也开始影响软骨细胞的合成和修复功能；另一方面，年龄的增长还有可能伴有肌力的下降和本体感觉敏感性的下降。这些关节保护机制的退行性改变和关节软骨的减少，进一步增加了骨关节炎的风险。

（4）遗传

膝 OA 有很大的遗传倾向性。多数情况下，膝 OA 都是多基因遗传，而环境因素会影响基因的表达。在极少数的情况下，膝 OA 可能与某个基因缺陷有关。目前，国内关于膝 OA 的遗传学研究提示了多个相关基因及其导致膝 OA 的机制。基因 asporin 和 BMP5 的单核酸多样性同 膝 OA 相关性的研究发现，asporin 同膝 OA 的发病存在相关性。瘦素（leptin，LP）同膝 OA 也存在相关性。目前，关于膝 OA 基因水平的研究尚未形成体系，没有 膝 OA 发病机制的系统性观点阐述发病机制。

（5）血液指标

膝 OA 已被认为是一种全身性疾病，近年来，血液检测指标逐渐得到重视，女性研究对象中，低密度脂蛋白胆固醇（low density lipoprotein cholesterol，LDL-C）、总胆固醇（total cholesterol，TC）、三酰甘油（triacylglycerol，TAG）升高为膝 OA 的危险因素；男性研究对象中，LDL-C 升高为膝 OA 的危险因素，钙浓度升高为膝 OA 的保护因素。

（6）饮食、吸烟、饮酒

饮食习惯影响着膝 OA 的发生，食用蔬菜、水果为膝 OA 的保护因素，这可能与蔬菜水果中富含维生素有关，维生素可以起到抗氧化作用，从而减缓软骨及软骨下骨的退变；豆类、肉类同样为膝 OA 的保护因素；面粉食用较多为膝 OA 的危险因素。关于吸烟与膝 OA 的关系，目前研究发现存在着不同的结论，得出的结果不一致，有研究发现，吸烟研究对象膝 OA 患病率低于未吸烟组，认为烟草中的尼古丁可以提高关节软骨的氨基葡萄糖和胶原合成，调节软骨的代谢活动，并可以通过降低骨密度来改变软骨下骨形态，以降低软骨压力，同时具有抑制诱导膝 OA 发生的炎症因子的作用。但有的研究发现膝 OA 患病率与吸烟并无相关性。目前，饮酒同 膝 OA 的关系经过多个研究发现并没有相关性。综上所述，饮食、吸烟、饮酒与膝 OA 的关系目前均无明确的结论。

（7）社会经济因素

不同的教育、经济水平对膝 OA 的患病率会产生一定的影响。国内一些研究发现受教育水平越高，膝 OA 的患病率随之降低，文化水平高为膝 OA 的保护因素。文化水平高、收入高的人群，膝 OA 的患病率低。这可能同文化程度高，收入高的人群，从事体力劳动少，膝 OA 的患病率随之降低有关。

（8）居住环境

居住环境潮湿、寒冷、阴暗是膝 OA 的危险因素。有研究发现，高寒地区城市汉族人群膝 OA 患病率较高，且以 61～70 岁为最高。有研究发现，用冰袋对鸡的膝关节进行长时间刺激后，其软骨组织变得疏松，胶原纤维减少，软骨中有毛细血管滋生，具有明显的软骨退化现象（即骨关节炎的典型特征），证明寒冷是骨关节炎的致病因素。因此，注意对膝关节的保暖，避免居住环境潮湿、阴暗，对于膝 OA 的防治具有积极意义。

（9）运动

在国外，对运动和膝 OA 的相关性已有一些探讨性研究。某些竞技体育运动会增加 膝 OA 的风险。在国内，慢跑为 膝 OA 的危险因素。跑步会提高膝关节损伤的概率，并且会增加膝关节的负荷，加速软骨及软骨下骨的退变速度。

（10）关节外伤史

关节损伤骨关节炎与关节损伤有着明确的相关性，研究认为，各种外伤都会对骨关节软骨造成不同程度的损坏，从而诱发和加速退行性病变的发生。关节外伤史阳性人群易患骨关节炎，风险是阴性人群的 1.39 倍。

（11）重体力劳动

在一项病例对照研究中发现，每天蹲或跪超过 30 分钟，或爬 10 级以上楼梯的人群，膝 OA 发生的危险性增加。经常提 25kg 以上物品，同样进行以上活动，发生膝 OA 的危险性增加 5 倍。美国国立卫生研究院有资料提示，反复使用膝关节者，其膝关节痛和膝 OA 的发生率也很高。据国外研究中期的一份调查表评价，平均 70 岁的老人膝 OA 的影像学表现发生率，在相隔 8 年的 2 次检查中，由于重体力活动（每天超过 4 小时的重体力活动）而增加。

2. 影像学检查有助于评估关节损伤的严重程度、疾病进展和治疗反应

目前学术界公认的影像学检查包括 X 射线、CT、MRI、关节造影、关节镜、超声检查等，这些检查不仅可以帮助确诊膝 OA，而且有助于评估关节损伤的严重程度，评价疾病进展和治疗反应，及早发现疾病或相关的并发症。

（1）X 射线检查

普通 X 射线检查在临床最常用，但只能根据关节间隙的改变来间接判断软骨的受损情况。骨硬化、关节面下囊性变和骨赘形成具有特征性，但均为晚期改变，因此对早期诊断缺乏价值。随着医疗水平的提高，数字化 X 射线摄影系统（DR）已逐渐应用于临床诊断中。与普通 X 射线检查相比，DR 可使患者受照射剂量更小；具有更高的动态范围、量子检出效能；能覆盖更大的对比度范围，图像层次更丰富；图像分辨率更高，速度更快，工作效率更高。

（2）MRI 检查

MRI 作为一种多参数影像学检查方法，不仅可以精确显示关节软骨的病理变化，还可以在软骨发生病理形态学改变之前及时发现其基质成分变化，从而对膝 OA 的软骨损害进行早期诊断。与 X 射线检查相比，X 射线检查表现的严重程度与临床症状的严重程度和功能状态并无严格的相关性，许多有明显影像学改变的关节，临床症状并不典型。而有些有明显症状的患者，X 射

线检查并没有骨赘、关节间隙的改变。在早期膝 OA 的诊断中，X 射线检查大多无阳性表现。因此，临床上单纯依靠 X 射线片作为诊断依据缺乏说服力，这时需要增加 MRI 检查来查看膝关节内及周围软组织的情况。

（3）关节镜检查

关节镜是评价关节软骨受损的金标准，可直接观察透明软骨的肿胀、糜烂、溃疡和半月板的变化，确定滑膜炎症部位。关节镜检查及适当镜下清理术能有效缓解膝 OA 的临床症状，改善关节日常活动，延缓病程发展，对下一步治疗有指导意义。

（4）超声检查

超声检查可判断关节渗出、软骨病变、腘窝囊肿的存在，同时可指导关节及其周围软组织穿刺注射等。高频超声可清晰显示膝关节腔内病变，显示髁间软骨、滑膜及周围软组织情况，可作为诊断膝 OA 的一种常规辅助检查手段。

（5）实验室检查

近年来，骨关节炎常见标记物包括：葡糖氨基葡聚糖（glycosaminoglycans，GAGs）、Ⅱ型胶原前肽、各种细胞因子（IL-1、IL-6、TNF-α 等）、基质金属蛋白酶（matrix metalloproteinase，MMP）、基质金属蛋白酶抑制剂（tissue inhibitor of metalloproteinase，TIMP）、乳酸脱氢酶（lactate dehydrogenase，LDH）、透明质酸（hyaluronic acid，HA）等。其中，白细胞介素 -6（interleukin-6，IL-6）及 LDH 作为临床检验常用指标，可操作性较强、经济性

好，在诊断中有着广阔的应用前景。硫酸软骨素新表位（3823、7D4、846）、c2 Ⅱ型原胶原前肽、葡糖胺聚糖、硫酸角质素、62 硫酸软骨素与 42 硫酸软骨素的比值、聚合素核心蛋白新表位（Bc3、Bcl4）、胶原吡啶啉交联物、骨钙素、胶原脱氧吡啶啉交联物、n2 Ⅱ型原胶原前肽、C- 反应蛋白（C-reactive protein，CRP）等标记物与骨关节的病情活动相关。

3. 骨关节炎重在早期预防

为了防止致残，骨关节炎重在早期预防。早期预防的可行措施如下：

（1）控制体重

避免关节的过度负荷，尤其是绝经后妇女，肥胖不仅诱发全身性疾病，同时也会使身体关节受累，加重关节间软组织的磨损引发骨关节炎。控制体重是出现临床症状或关节结构破坏前最主要也是最有效预防膝 OA 的措施，是确诊膝 OA 后减缓膝 OA 进展的次要措施。例如在 Framingham 研究中，平均减轻 11 磅（约 5kg）的女性，患膝 OA 的风险降低 50%。在肥胖人群中，体重仅发生 1% 的变化，膝关节软骨丢失的速率便可发生很大的改变，所以避免体重增加是预防膝 OA 的重要临床目标。综上所述，减肥是最有效预防膝 OA 的方法。因此，控制体重特别是在维持肌肉质量的同时减少脂肪含量是预防膝 OA 的中心理念。

（2）合理膳食

多吃含钙食品，如牛奶、海鱼虾、骨头汤、豆制品、蔬菜和水果等。美国《营养学期刊》登载，石榴中含有一种天然抗氧化物，可以对抗骨关节炎的发生。试验证明，石榴中的抗氧化物能阻碍酵素侵蚀软骨，还是维持关节完整与功能的有效营养补充品。因此，秋季应多吃石榴或喝石榴汁。

（3）科学补钙

一定要在医生的指导下科学补钙，口服易吸收的钙元素，不要盲目补钙，不要过分追求高价钙，还应多食富含维生素 D 的食物，以帮助钙质的吸收。

（4）适度锻炼

运动是预防骨关节炎的有效方法。适当的肌肉锻炼，使肌肉运动协调和肌力增强，这样可减轻关节症状，增强关节周围的力量和耐力及增加关节的稳定性，并可保持和增加关节活动的范围及提高日常活动能力。患者可选择冲击力小的温和运动，如散步、原地活动腰髋或四肢等。根据自己的身体状况，循序渐进，长期坚持，达到科学、安全、稳健、文明的健身目标。中国传统体育运动——太极拳、八段锦等，简单易学，利于推广，有可能会取得更为理想的效果，并节约大量的医疗资源。在工作及日常生活中，必须随时注意保护关节，才能避免或延缓骨关节炎的发生。

（5）保护关节的重点

①保持正确的站姿或坐姿。保护颈部、背部、髋部和膝部

的关节，养成经常使关节得到充分舒展的习惯。②尽量使用大关节。当举物或搬运时，尽可能使用身体中最大、最有力的关节和肌肉。关节伸屈时切勿使腰肌、韧带和关节本身受到过度牵扯、摩擦和挤压。③劳逸结合。在高强度活动中穿插短暂的休息。如果关节长时间得不到休息，将会加速磨损，导致骨关节炎的发生。④注意身体的警示信号。如果工作或运动后关节疼痛，则表明相应的关节过度疲劳了，应立即停止关节动作。⑤不要长时间做同一动作或使关节固定于同一姿势，例如避免长时间伏案工作和操作电脑，因为这会引起脊椎关节，尤其是颈椎关节的肌肉、韧带过度紧张而导致关节的损伤。⑥不可过劳，不要参加肌体不能承受的运动，应逐渐而安全地选择新的运动，直至使肌体接受新的运动程度。⑦穿合适的服装，确保关节保护用品是舒适和实用的。穿鞋也有讲究，最好穿松软、鞋底有弹性的鞋，如坡跟的休闲鞋，这样可以减轻重力对关节的冲击，减轻关节的磨损。⑧避免承担难于胜任的体力活动。⑨行动时应小心谨慎，防止滑倒、跌伤或扭伤。⑩天气寒冷时注意关节保暖，防止受凉。

参考文献

1. 李宁华，张耀南，张毅，等. 国内六大行政区域六城市中老年人群膝关节骨性关节炎患病危险因素比较. 中国组织工程研究与临床康复，2007，11（39）：7758-7760.

2. 陈百成，张静. 骨关节炎. 北京：人民卫生出版社，2004.

3. Felson DT，Chaisson CE. Understanding the relationship between body weight and osteoarthritis. Baillieres Clin Rheumatol，1997，11（4）：671-681.

4. 王宇强，王小华，刘天盛，等.西安、天津、广州3城市膝骨性关节炎患者、门诊就治者及社区人员膝骨关节炎主要致病因素：多中心整群抽样分层调查.中国组织工程研究，2009，13（41）：8155-8159.

5. 余卫，徐苓，秦明伟，等.北京市城区老年人膝关节骨关节炎流行病学调查——与美国白种人膝关节骨关节炎的临床和X线比较分析.中华放射学杂志，2005，39（1）：67-71.

6. 汤敏生，彭伟雄，江笑娥，等.广州市荔湾区社区居民症状性骨关节炎患病情况调查.广东医学，2007，9：1506-1509.

7. 王伟，王坤正，党小谦，等.中老年膝骨关节炎发病的相关因素.中国临床康复，2006，10（44）：15-18.

8. 顾斌，朱秀龙，张美花，等.上海市郊区老年人膝关节骨关节炎现患调查.中国全科医学，2011，14（29）：3374-3376.

9. 宋雄英，李雪峰，刘春阳，等.长辛店地区60岁及以上人群膝原发性骨关节炎患病率调查及影响因素分析.中华老年医学杂志，2011，30（2）：172-174.

10. 沈明球，刘俊昌，王新军，等.新疆北疆牧区维、哈、汉族膝骨性关节炎致病因素的流行病学调查.中国组织工程研究，2015，19（29）：4614-4618.

11. 王蕾，卢慧茹，王健，等.天津市老年人膝关节骨关节炎流行病学调查.中华老年医学杂志，2012，31（5）：438-440.

12. 赵昌盛，钟群杰，林剑浩.中国膝关节骨关节炎流行病学调查现状.广东医学，2016，13：2050-2052.

13. 荣杰生，陶天遵，陶树清，等 . 高寒地区城市汉族人群膝骨关节炎情况调查 . 中国骨质疏松杂志，2007，13（10）：723-726.

14. 张志胜，刘媛，刘安军 . 寒冷刺激下鸡膝关节软骨结构的石蜡切片观察 . 黑龙江畜牧兽医，2007，2（1）：73-74.

15. 田雪秋，牟开今，刘丽娟，等 . 骨关节炎相关危险因素研究进展 . 中国社区医师，2016，32（15）：14-17.

16. 张积慧，李凌，刘洁珍 . 退行性膝关节炎发病相关因素的调查与分析 . 现代临床护理，2010，9（2）：10-11.

17. 沈鹏飞 . 关节液中 IL-6、LDH 含量与骨关节炎诊断研究 . 长春中医药大学学报，2009，25（1）：121-122.

18. Du H，Chen SL，Bao CD，et al. Prevalence and risk factors of knee osteoarthritis in Huang-Pu District，Shanghai，China. Rheumatol Int. 2005，25（8）：585-590.

19. Liang W，Gao B，Xu G，et al. Association between single nucleotide polymorphisms of asporin（ASPN）and BMP5 with the risk of knee osteoarthritis in a Chinese Han population. Cell Biochem Biophys.2014，70（3）：1603-1608.

20. Qin J，Shi D，Dai J，et al. Association of the leptin gene with knee osteoarthritis susceptibility in a Han Chinese population：a case-control study. J Hum Genet. 2010，55（10）：704-706.

21. Liu Y，Zhang H，Liang N，et al. Prevalence and associated factors of knee osteoarthritis in a rural Chinese adult population：an epidemiological survey. BMC Public Health.2016，16：94.

22. Li H, Zeng C, Wei J, et al. Serum Calcium Concentration Is Inversely Associated With Radiographic Knee Osteoarthritis：A Cross-Sectional Study. Medicine (Baltimore) .2016, 95 (6)：e2838.

23. Zhang J, Song L, Liu G, et al. Risk factors for and prevalence of knee osteoarthritis in the rural areas of Shanxi Province, North China：a COPCORD study. Rheumatol Int.2013, 33 (11)：2783-2788.

24. Jiang L, Rong J, Zhang Q, et al. Prevalence and associated factors of knee osteoarthritis in a community-based population in Heilongjiang, Northeast China. Rheumatol Int.2012, 32 (5)：1189-1195.

25. Tang X, Wang S, Zhan S, et al. The Prevalence of Symptomatic Knee Osteoarthritis in China：Results From the China Health and Retirement Longitudinal Study. Arthritis Rheumatol.2016, 68 (3)：648-653.

26. Date H, Yamada H, Kanaji A, et al. Absolute risk for fracture and WHO guideline. Biological markers for osteoarthritis (OA) . Clin Calcium.2007, 17 (7)：1071-1079.

（焦　洋　刘雨曦　曹永平　整理）

中国医学临床百家

膝 OA 的保守治疗

4. 自我管理、合理运动、控制体重、选择合适的辅助器具等非药物治疗策略被称为核心治疗

（1）健康教育及指导

在国内外多项指南中都特别指出（图1），健康教育知识的普及和对于康复、运动方式的指导，在骨性关节炎的防治中起着重要的作用。随着分级诊疗制度建设意见的出台，基层医疗卫生逐渐完善，患者对于健康教育的需求可以通过更多的途径得到满足。患者在对疾病有正确认识的同时，可以避免因疾病带来的心理负担，保持乐观心态，养成良好的生活方式，提高生活质量，延缓骨性关节炎的进程。

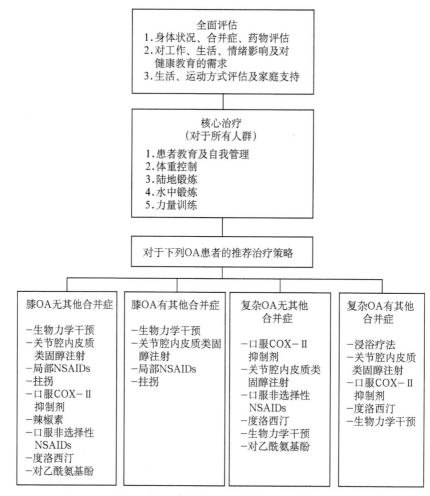

图1 膝OA患者非手术治疗的OARSI指南

注：OARSI对于保守治疗效果不佳的患者推荐开放性手术治疗方式。

（2）减轻体重

目前已知肥胖是膝OA的重要危险因素之一。肥胖可以增加膝关节的负重，加快关节软骨的磨损，进而诱发关节疼痛、肿胀、活动受限及活动减少导致的肥胖的恶性循环。有研究显示肥胖患者需要人工膝关节置换的比率较非肥胖人群高，并且90%的全膝关节置换术（total knee arthroplasty，TKA）患者均患有肥胖或超重。美国有关报道，TKA 患者的平均 BMI 为 30.85。随着全球肥胖人口的增加，到 2030 年，全球 TKA 患者将增加 673%。

减重对于缓解症状，控制骨关节炎进展等的作用明显。Christensen 等学者报道了一个随机对照试验显示，10% 的减重可以有效地提高 28% 的关节活动。大样本研究数据显示，BMI 减少 $\geqslant 2kg/m^2$ 超过 10 年可以降低膝 OA 50% 以上的进程。

（3）改变运动方式

定期的体育锻炼可以有效地减少许多与年龄相关的慢性疾病，如冠心病、糖尿病及阿尔茨海默病等。然而长时间、高强度、不合理的运动方式会提高关节磨损的风险，加速膝 OA 的进展。如何避免不合理的运动方式也是健康教育的重要部分。减少长时间跑步、跳跃或攀登、爬楼等，多项国内外指南均建议以游泳等水中运动，单车、有氧步行、拉伸等陆上运动项目作为日常主要的运动方式，太极拳仅美国风湿病学会（American college of rheumatology，ACR）、澳大利亚皇家普通医师学会（royal Australasian college of physicians，RACGP）指南提到有条件可以推荐（表 1），但也应尽量避免蹲马步等对关节负重过大的动作。Zhang W 等学者认为，有氧步行可以有效地改善膝关节疼痛及功能，其作用与简单的镇痛及非甾体类抗炎药（non-steroidal antiinflammatory drugs，NSAIDs）类似，但并没有相应的不良反应。同时 Messier 等学者认为，对于肥胖的患者预防膝 OA，有氧运动结合饮食控制比单纯的有氧运动更有效果。

表 1　各指南推荐的非药物治疗方法

	骨科学分会	风湿病学分会	ACR	AAOS	OARSI	EULAR	NICE	RACCP
评估	推荐	推荐	有条件推荐			I b	应该	D
自我管理	推荐	推荐	强烈推荐			I b		C
运动			强烈推荐		合适	I a		C
水中运动			强烈推荐		合适			C
有氧运动	可以	可以		推荐	合适	I a	应该	
关节活动度锻炼		可以				I a		
拉伸运动				推荐	合适	I a		
力量训练		可以	无推荐			I a	可以	
平衡运动			有条件推荐				应该	
太极		应该	强烈推荐	建议	合适	I a		C
控制体质量	可以	可以	强烈推荐		合适	I b	可以	B
合适鞋子		可以			合适		可以	
外侧鞋垫	可以	可以	无推荐	不建议	合适	不建议 I b	可以	
内侧鞋垫	可以				合适		可以	
辅助行走		可以	有条件推荐		合适	III	可以	
内侧贴扎（taping）	可以	可以	有条件推荐	不建议				D
外侧贴扎			无推荐					D
针灸	可以	可以	有条件推荐	不推荐	不确定		不可以	C
经皮电刺激神经（TENS）	可以	可以	有条件推荐	无法给出建议	不确定		可以	C
超声波	可以	可以		无法给出建议	不确定		可以	
按摩	可以	可以	无推荐	无法给出建议			可以	不建议，C
支具	可以	可以	无推荐	无法给出建议	合适		可以	不建议，B

注：ACR 指南，推荐：强证据，有条件推荐：弱证据或者不确定，无推荐：没有证据。AAOS 指南，推荐：强证据，建议：中等证据，可以：有限证据，无法给出建议：证据不足。OARSI 指南，使用 9 分评分，合适：7～9 分，不确定：4～6 分，不合适：1～3 分。EULAR 指南，I a：基于至少一个随机对照试验（没有随机）；I b：基于随机对照试验的荟萃分析；II a：基于至少一个准实验研究；III：描述性研究；IV：专家或权威意见。RACCP 指南，A：优秀证据；B：优秀证据；C：部分证据；D：弱证据。

（4）功能性锻炼

功能性锻炼旨在维持关节活动度、提高肌肉强度，包括水中和陆地运动锻炼、股四头肌肌力训练、阻抗训练、神经肌肉运动、平衡训练等。许多报道显示短期的运动治疗干预可以减少膝OA 患者的疼痛且提高关节功能，因为受患者并发症影响较小，适用面广，而被国际骨关节炎研究学会（osteoarthritis research society international，OARSI）及 RACGP 等指南列为核心治疗策略（图 1）。它们均推荐患者多参与一些陆地或水上的心肺功能锻炼。Bridle 等学者还认为，适当的有氧锻炼不仅可以控制患者的体重，同时对于膝 OA 患者常见的抑郁心理恢复也有益处。WHO 推荐膝 OA 患者在自身条件允许的情况下，至少每周150 ～ 300 分钟的中强度有氧运动。

近年来，平衡训练逐渐被人们所认识。尽管目前并没有充足的证据证明特殊的平衡训练有利于缓解膝 OA 患者的症状，但与正常人群相比，OA 患者因失衡导致摔倒受伤的概率更高（RR=1.27，95% CI：1.01 ～ 1.60）。所以有学者提出平衡训练的重要性。Lara Al、Khlaifat 等研究者通过让受试者完成一组下肢动态平衡训练计划发现：患者各向的动态平衡能力均得到提升（$p < 0.001$），同时肌力、关节疼痛及关节功能有显著的改善（$p < 0.05$）。

膝关节运动的动态稳定主要是由关节周围的肌肉提供。适当的增加肌肉的强度，可以有效地提高对下肢的支撑力，减轻关节负荷，阻止疾病进展。其中股四头肌的力量训练已被证实有明显的疗效。Bennell 等学者报道，短期内的力量训练对于症状的缓解是优于有氧训练的，但是有氧训练的成果更易持久。

（5）行动支具、辅助器具及贴扎

行动支具或者辅助器具主要是指任何用来支持、提高下肢力量，固定保持下肢力线，矫正畸形，提高关节功能的一类医疗器械。各个指南对于行动支具、矫正器或者贴扎等治疗方法的推荐并没有足够的共识（表 1），但一些报道显示辅助器具可起到缓解关节疼痛，提高关节功能及减缓 OA 进展的作用。Sattari 等学者报道，应用了膝盖护带、矫正器等辅助器具 9 个月后的患者疼痛明显得到缓解，并且行走最长距离也得到了改善（$MD = -2.8$，95% CI：$-3.6 \sim -2.0$）。Mullerrath 等学者报道了一组随机对照实验证实，膝盖护带可以改善患者的 VAS 评分及 WOMAC 功能评分等，所以尽管各个指南并未明确支持，Nelson 等学者同样认为行动支具等其他辅助器具的确可以改善有需要的 OA 患者的生活质量。

综上，自我管理、合理运动、控制体重、选择合适的辅助器具等非药物治疗策略被称为核心治疗，是膝 OA 患者的基础治疗方案，需要持续、全面、综合甚至终身执行。

（6）物理疗法

针灸疗法、经皮电神经刺激（transcutaneous electrical neural stimulation，TENS）、推拿按摩等物理疗法虽然并不是常规的标准治疗策略，但大量的文献显示其可以有效地缓解症状。

1）针灸治疗

针灸治疗可以降低关节神经末梢的敏感性，促进肌肉松弛，缓解肌肉痉挛，改善血液循环，消除炎症、水肿、粘连的作用。因为其价格低廉，且基本无毒不良反应，目前在临床应用广泛。慢性膝 OA 会导致中枢神经系统的神经重构，增加外周神经敏感性并促进疼痛的传入，有研究表明，长期的针灸治疗可以延缓甚至逆转中枢神经系统的病理性神经重构，从而降低患者的关节疼痛。为了缓解膝 OA 患者的慢性症状并维持长时间的临床疗效，指南推荐患者至少进行 10 周期的针灸治疗。不过，目前针灸治疗的每周或每疗程的最佳剂量仍需进一步探索。

2）TENS

TENS 是一种通过用电流刺激皮肤从而缓解疼痛症状的物理治疗方法，具有经济、无创、安全等优点。在临床上已被广泛应用于控制各种疾病引起的疼痛症状。不过，目前尚无充足的研究表明 TENS 对于缓解膝 OA 患者的疼痛有明确的疗效。各国指南也对其持有不确定态度（表 1）。OARSI 指南认为 TENS 可有效控制髋关节、膝关节骨关节炎的短期疼痛症状。

有部分学者主张将 TENS 作为其他治疗方式的辅助，如联合运动疗法。NICE 指南也推荐将患者健康教育及运动疗法作为核心治疗策略，同时辅助 TENS，可以取得比较好的疗效。

其他物理疗法，如推拿整复、小针刀疗法等治疗方法，因尚无充足的证据证明其效用，国外指南褒贬不一，但因国内的骨科学及风湿病学分会指南皆认为其可用于临床治疗，所以临床医师可酌情使用。

5. 膝关节骨关节炎的药物治疗

（1）口服西药药物治疗

1）对乙酰氨基酚（扑热息痛）

因为 NSAIDs 药物的不良反应，对乙酰氨基酚（4g/d）已经成为轻度到中度疼痛患者的治疗方法之一，但却不再被推荐为骨关节病治疗的一线用药。Meta 分析表明，对乙酰氨基酚对于骨关节病疼痛症状的改善作用甚小。随机对照试验也证实 4g/d 口服对乙酰氨基酚对于骨关节病治疗并无明显益处。同时，对于有并发症的患者，口服对乙酰氨基酚的安全性也越发被重视。2012年曾有研究表明，过量口服对乙酰氨基酚（尤其治疗慢性疼痛患者），患者胃肠道事件和多器官衰竭的风险会增加。同时有研究表明，大量（> 22 d/m）使用对乙酰氨基酚会增加心血管事件风险（RR=1.4，95% CI：1.1 ~ 1.6），这与大量口服 NSAIDs 药物带来的心血管风险相似（RR =1.4，95% CI：1.3 ~ 1.6）。

更值得一提的是，合并使用 NSAIDs 药物和对乙酰氨基酚会增加消化道出血的风险。有研究显示合并使用后消化道事件的入院率（HR=2.55，95% CI：1.98 ~ 3.28）高于单独使用 NSAIDs 药物（HR=1.63，95% CI：1.44 ~ 1.85）或对乙酰氨基酚（> 3g/d）

$HR = 1.20$，$95\% CI$：$1.03 \sim 1.40$）。

2）NSAIDs

NSAIDs 已经被认为是骨关节病治疗的常规用药，其相比对乙酰氨基酚有着相似或更优的疗效。研究表明，NSAIDs 对于骨关节病患者静息痛与全身疼痛症状有显著疗效。

口服 NSAIDs 药物也被报道有很多潜在的不良反应风险。在美国，每年有超过 16 500 例患者因为口服 NSAIDs 药物出现胃肠道毒性反应而死亡或入院治疗。相关的心血管风险和肾病风险也同样值得重视。以上这些风险归因于非选择性和 COX-2 选择性的 NSAIDs 药物，尽管口服 COX-2 抑制剂可能会更安全。有研究通过 Meta 分析表明，口服 COX-2 抑制剂可使口服 NSAIDs 药物相关消化不良风险发生率降低 12%，总体不良反应风险发生率降低 3.7%。

对于有药物不良反应相关并发症的患者更推荐合并口服质子泵抑制剂和 NSAIDs 药物。上述 Meta 分析表明合并口服质子泵抑制剂和 NSAIDs 药物与单独服用 NSAIDs 药物相比，消化不良风险发生率可降低 66%，总体不良反应风险可降低 9%。

目前，对于口服 NSAIDs 药物治疗骨关节病的最佳持续时间尚不明确。随机试验的 Meta 分析表明口服选择性或非选择性 NSAIDs 药物的持续时间与心血管事件风险之间并无明显关系。也有研究表明，对于改善关节疼痛症状与关节功能，持续口服塞来昔布比间断口服疗效更佳。

3）阿片类药物

阿片类药物常用于难以耐受一线用药或者因全身情况不佳而使用一线药物受限的患者。总体来说，口服或皮下予以患膝或患髋患者阿片类药物可以明显改善疼痛症状和关节运动功能，但因为其带来的不良反应，阿片类药物长期服用患者往往获益有限。

和 NSAIDs 药物相比，阿片类药物不良反应发生率更高，包括骨折（HR =4.47, 95% CI：3.12～6.41）、心血管事件（HR=1.77, 95% CI：1.39～2.24）、各种原因死亡（HR=1.87, 95% CI：1.39～2.53）。同时，因为不良反应，患者停药率比空白对照组高出 4 倍。

4）度洛西汀

骨关节病的疼痛因素构成复杂，常合并精神抑郁和神经性疼痛因素，故对于选择性去甲肾上腺素和 5 - 羟色胺（5-hydroxytryptamine，5-HT）再摄取抑制剂的研究越发热门。对照研究表明，口服度洛西汀的骨关节病患者疼痛症状明显缓解（至少缓解 30% 的疼痛程度）。度洛西汀可作为骨关节病传统治疗中缓解疼痛的附加用药，与 NSAIDs 药物联合口服能够提高患者关节功能的改善。但度洛西汀的不良反应，包括恶心、便秘、全身乏力、口干和食欲减退。

5）神经生长因子抑制剂

近年来，神经生长因子抑制剂（NGF inhibitor）得到很多关注。有文献报道很多膝 OA 患者的关节疼痛单纯用 NSAIDs 无法得到很好控制。NGF inhibitor 被发现用于治疗膝 OA 患者关节疼痛有较好的疗效,于是有研究者提出 NGF inhibitor 联合常规口服药物治疗。Schnitzer 等学者发现无论在 WOMAC 评分还是关节功能方面,双联治疗要比单用 NSAIDs 更为有效。不过也有学者发现 NGF inhibitor 的使用会增加 TKA 的发生率、骨坏死及 OA 的进展速度,所以关于 NGF inhibitor 的最佳安全剂量仍有待更多研究。

6)氨基葡萄糖及软骨素

口服氨基葡萄糖及软骨素的效果未被大多数指南肯定,不过鉴于国内两个指南并未反对,在临床上可酌情使用。

氨基葡萄糖在骨关节病治疗中较为常见。但研究表明,氨基葡萄糖对于疼痛缓解并无明显作用,同时,对于其延缓骨关节病患者软骨丢失与关节结构改变的作用仍存在争议。

软骨素使用对于骨关节病症状缓解不确定。一些研究发现口服软骨素可以减慢关节间隙宽度的缩小速度(每年 0.07mm,95% CI:0.03 ~ 0.10)。有研究表明,联合服用氨基葡萄糖和软骨素 2 年对减慢关节间隙宽度的缩小速度有统计学意义,但在个体治疗中却无明显统计学差别。

7)双磷酸盐

双磷酸盐是一种骨质疏松的治疗药物,其可抑制破骨细胞活性,从而减少骨吸收,近年来,有较多文献报道了双磷酸盐被用于治疗膝 OA。Varenna 等学者研究了一组随机对照试验，发现双磷酸盐明显改善了膝 OA 患者因骨髓损伤导致的关节疼痛。不过仍需更多的研究来证实软骨下骨髓损伤的恢复是否可缓解膝 OA 的进程。

8）降钙素

降钙素是一种具有 32 个氨基酸的肽，是一种已知的破骨细胞活性抑制剂，可用于骨质疏松的治疗。在膝 OA 治疗方面，之前一直处于动物实验阶段。近期 Karsdal 等学者进行了临床 3 期研究，将降钙素用于膝 OA 患者的治疗，发现降钙素改善了患者疼痛、活动度及 WOMAC 评分，不过对于关节间隙狭窄无明显良性影响。这与动物实验结果相悖，仍有待进一步的研究。

9）口服鱼肝油

口服鱼肝油在骨关节病治疗中倍受追捧。研究人员在体外骨关节病软骨模型的试验中发现，鱼肝油中的 EPA 和 DHA 成分能够有效减缓降解酶和炎性细胞因子的表达。但临床试验并未发现口服任何剂量的鱼肝油能够减慢骨关节病患者关节结构破坏的进展。

（2）外用药物治疗

按推荐剂量常规外用 NSAIDs 和辣椒素每日 3 ～ 4 次，对于骨关节病的治疗效果已得到证实，不过偶尔会有局部皮肤皮疹、烧灼感、瘙痒等不良反应。

1）NSAIDs

外用 NSAIDs 对于膝关节、上肢关节骨关节病均适用，其可以减轻口服 NSAIDs 引起的胃肠道反应，且疗效和口服 NSAIDs 疗效相当。外用酪洛芬、1.5% 双氯芬酸钠的二甲基亚砜水溶液等治疗方法均已用于实践。外用双氯芬酸钠对于骨关节病有极佳的缓解疼痛的作用，其甚至对患者功能恢复有促进作用，对于患有膝 OA 的老年人群一年的析因研究证实了外用 1% 双氯芬酸钠凝胶的安全性，65 岁前与 65 岁后研究人群外用药物后的心血管与胃肠道不良反应总体发生率相似。

目前，人们对于 NSAIDs 的研究重点大多为患单一膝 OA 的患者群体，故外用 NSAIDs 对于患有多发关节骨关节病患者的疗效如何尚不明确。尽管如此，外用 NSAIDs 仍然愈发被公认为治疗骨关节病的一线药物，尤其适用于心脑血管、胃肠道不良反应发生风险较高的患者人群。

2）辣椒素

外用辣椒素可以作为对骨关节病药物治疗的一种附加治疗方法。试验证实，外用辣椒素对于膝骨关节病有明显疗效，其可以减轻患者 50% 的疼痛程度。总体来说，患者对 0.025% 溶液浓度的辣椒素比 0.075% 溶液浓度的辣椒素更容易接受，但是因为外用辣椒素的不良反应的发生率明显高于空白对照组（13% *vs.*3%），故大多情况下并不提倡使用。

3）关节腔内药物注射治疗

关节腔内注射糖皮质激素能够短期内（1～2周）改善骨关节病患者的疼痛症状和关节功能。这种治疗方法适用于关节腔积液和局部炎症急性发作的骨关节病患者，不过每4个月多次关节腔内注射糖皮质激素比单次注射更容易导致关节损伤和软骨破坏，增加感染风险。

近年来，关节腔内注射透明质酸作为骨关节病的对症治疗较为常见。研究发现这种方法对于患者关节疼痛症状的改善并不明显，短期来看对于患者关节功能的改善也不如糖皮质激素，但是治疗超过8周时，关节腔内注射透明质酸疗效更为持久。

（3）中医中药疗法

中医角度认为，膝 OA 是一种中老年人常见的因肝肾亏损而导致的"痹症"。中医疗法的安全、廉价、不良反应少等优点，目前，仍是国内膝 OA 治疗的重要手段之一。

1）中药贴剂

Wang X 等学者研究显示中药贴剂对于关节疼痛及活动功能的缓解有较好的疗效，不过与对照组比较并无明显差异。

2）中药汤剂

Park SH 等学者发现中药汤剂明显缓解了 OA 患者的关节疼痛，改善了患者关节功能。不过在另外一些研究的结果中，汤剂在个体治疗中并未显示出明显的疗效。

中医在治疗膝 OA 方面有自己独特的优势，现在很多国内医院皆采用中西医结合的方式治疗膝 OA，并取得了较好的疗效，如内服中药配合外用药物，针灸配合理疗等。随着治疗方法的不断创新，中医治疗膝 OA 的效果相信也会越来越好。

参考文献

1. McAlindon TE，Bannuru RR，Sullivan MC，et al. OARSI guidelines for the non-surgical management of knee osteoarthritis. Osteoarthritis Cartilage, 2014, 22 (3)：363-388.

2. 陈庆奇，龚敬乐 . 基于国内外指南的适用于我国全科医疗的膝骨关节炎诊治流程 . 中国全科医学，2016，19 (2)：125-129.

3. 浙江绍兴市柯桥区妇幼保健所妇女保健科 . 国务院办公厅关于推进分级诊疗制度建设的指导意见 . 中国乡村医药，2015 (20)：86-88.

4. Workgroup of the American Association of Hip and Knee Surgeons Evidence Based Committee.Obesity and total joint arthroplasty：a literature based review. J Arthroplasty，2013，28 (5)：714-721.

5. Jones CA，Cox V，Jhangri GS，et al. Osteoarthritis Cartilage，2012，20 (6)：511-518.

6. Reiner M，Niermann C，Jekauc D，et al. Long-term health benefits of physical activity—a systematic review of longitudinal studies. BMC Public Health，2013，13：813.

7. Fransen M，Su S，Harmer A，et al. A longitudinal study of knee pain in older men：Concord Health and Ageing in Men Project. Age Ageing，2014，43 (2)：206-212.

8. Wang C. Role of Tai Chi in the treatment of rheumatologic diseases. Curr Rheumatol Rep, 2012, 14 (6): 598-603.

9. Zhang W, Nuki G, Moskowitz RW, et al. OARSI recommendations for the management of hip and knee osteoarthritis: part III: Changes in evidence following systematic cumulative update of research published through January 2009. Osteoarthritis Cartilage, 2010, 18 (4): 476-499.

10. Messier SP, Mihalko SL, Legault C, et al. Effects of intensive diet and exercise on knee joint loads, inflammation, and clinical outcomes among overweight and obese adults with knee osteoarthritis: the IDEA randomized clinical trial. JAMA, 2013, 310 (12): 1263-1273.

11. Page CJ, Hinman RS, Bennell KL. Physiotherapy management of knee osteoarthritis. Int J Rheum Dis, 2011, 14 (2): 145-151.

12. Uthman OA, van der Windt DA, Jordan JL, et al. Exercise for lower limb osteoarthritis: systematic review incorporating trial sequential analysis and network meta-analysis. BMJ, 2013, 20: 347.

13. ridle C, Spanjers K, Patel S, et al. Effect of exercise on depression severity in older people: systematic review and meta-analysis of randomised controlled trials. Br J Psychiatry, 2012, 201 (3): 180-185.

14. Geneva: World Health Organization. Global Recommendations on Physical Activity for Health. Switzerland, 2010.

15. haipinyo K, Karoonsupcharoen O. No difference between home-based strength training and home-based balance training on pain in patients with knee osteoarthritis: a

randomised trial. Aust J Physiother, 2009, 55 (1): 25-30.

16. Al-Khlaifat L, Herrington LC, Tyson SF, et al. The effectiveness of an exercise programme on dynamic balance in patients with medial knee osteoarthritis: A pilot study. Knee, 2016, 23 (5): 849-856.

17. Devos-Comby L, Cronan T, Roesch SC. Do exercise and self-management interventions benefit patients with osteoarthritis of the knee? A metaanalytic review. J Rheumatol, 2006, 33 (4): 744-756.

18. Zhang W, Moskowitz RW, Nuki G, et al. OARSI recommendations for the management of hip and knee osteoarthritis, Part II: OARSI evidence-based, expert consensus guidelines. Osteoarthritis Cartilage, 2008, 16 (2): 137-162.

19. Reeves ND, Bowling FL. Conservative biomechanical strategies for knee osteoarthritis. Nat Rev Rheumatol, 2011, 7 (2): 113-122.

20. Sattari S, Ashraf AR. Comparison the effect of 3 point valgus stress knee support and lateral wedge insoles in medial compartment knee osteoarthritis. Iran Red Crescent Med J, 2011, 13 (9): 624-628.

21. Müller-Rath R, Cho HY, Siebert CH, et al. Clinical and gait analytical investigation of valgus knee bracing in therapy for medial degenerative joint disease of the knee. Z Orthop Unfall, 2011, 149 (2): 160-165.

22. Nelson AE, Allen KD, Golightly YM, et al. A systematic review of recommendations and guidelines for the management of osteoarthritis: The chronic osteoarthritis management initiative of the U.S. bone and joint initiative. Semin Arthritis Rheum, 2014, 43 (6): 701-712.

中国医学临床百家

23. Rutjes AW, Nüesch E, Sterchi R, et al. Transcutaneous electrostimulation for osteoarthritis of the knee. Cochrane Database Syst Rev, 2009 (4): CD002823.

24. Ng MM, Leung MC, Poon DM.The effects of electro-acupuncture and transcutaneous electrical nerve stimulation on patients with painful osteoarthritic knees: a randomized controlled trial with follow-up evaluation. J Altern Complement Med, 2003, 9 (5): 641-649.

25. Kubiena G, Sommer B. Practice Handbook of Acupuncture. Churchill Livingstone, 2010.

26. Johnson MI, Bjordal JM. Transcutaneous electrical nerve stimulation for the management of painful conditions: focus on neuropathic pain. Expert Rev Neurother, 2011, 11 (5): 735-753.

27. Brown GA. AAOS clinical practice guideline: treatment of osteoarthritis of the knee: evidence-based guideline, 2nd edition. J Am Acad Orthop Surg, 2013, 21 (9): 577-579.

28. Bannuru RR, Dasi UR, McAlindon TE. Reassessing the role of acetaminophen in osteoarthritis: systematic review and meta-analysis. Osteoarthritis & Cartilage, 2010, 18 (4): S250.

29. Craig DG, Bates CM, Davidson JS, et al. Staggered overdose pattern and delay to hospital presentation are associated with adverse outcomes following paracetamol-induced hepatotoxicity. Br J Clin Pharmacol, 2012, 73 (2): 285-294.

30. Chan AT, Manson JE, Albert CM, et al. Nonsteroidal antiinflammatory drugs, acetaminophen, and the risk of cardiovascular events. Circulation, 2006, 113(12):

1578-1587.

31. Rahme E，Barkun A，Nedjar H，et al. Hospitalizations for upper and lower GI events associated with traditional NSAIDs and acetaminophen among the elderly in Quebec，Canada. Am J Gastroenterol，2008，103（4）：872-882.

32. Towheed TE，Maxwell L，Judd MG，et al. Acetaminophen for osteoarthritis. Cochrane Database Syst Rev，2006，（1）：CD004257.

33. McGettigan P，Henry D. Cardiovascular risk and inhibition of cyclooxygenase：a systematic review of the observational studies of selective and nonselective inhibitors of cyclooxygenase 2. JAMA，2006，296（13）：1633-1644.

34. Spiegel BM，Farid M，Dulai GS，et al. Comparing rates of dyspepsia with Coxibs vs NSAID+PPI：a meta-analysis. Am J Med，2006，119（5）：448.e27-e36.

35. Chou R，McDonagh MS，Nakamoto E，et al. Analgesics for Osteoarthritis：An Update of the 2006 Comparative Effectiveness Review [Internet]. Rockville（MD）：Agency for Healthcare Research and Quality（US），2011，11（12）-EHC076-EF.

36. Luyten FP，Geusens P，Malaise M，et al. A prospective randomised multicentre study comparing continuous and intermittent treatment with celecoxib in patients with osteoarthritis of the knee or hip.Ann Rheum Dis，2007，66（1）：99-106.

37. Nüesch E，Rutjes AW，Husni E，et al. Oral or transdermal opioids for osteoarthritis of the knee or hip. Cochrane Database Syst Rev，2009，（4）：CD003115.

38. Solomon DH，Rassen JA，Glynn RJ，et al. The comparative safety of analgesics in older adults with arthritis. Arch Intern Med，2010，170（22）：1968-1976.

39. Chappell AS, Desaiah D, Liu-Seifert H, et al. A double-blind, randomized, placebo-controlled study of the efficacy and safety of duloxetine for the treatment of chronic pain due to osteoarthritis of the knee. Pain Pract, 2011, 11 (1): 33-41.

40. Frakes EP, Risser RC, Ball TD, et al. Duloxetine added to oral nonsteroidal anti-inflammatory drugs for treatment of knee pain due to osteoarthritis: results of a randomized, double-blind, placebo-controlled trial. Curr Med Res Opin, 2011, 27 (12): 2361-2372.

41. Schnitzer TJ, Ekman EF, Spierings EL, et al. Efficacy and safety of tanezumabmonotherapy or combined with non-steroidal anti-inflammatory drugs in the treatment of knee or hip osteoarthritis pain. Ann Rheum Dis, 2015, 74 (6): 1202-1211.

42. Hochberg MC, Tive LA, Abramson SB, et al. When Is Osteonecrosis Not Osteonecrosis? Adjudication of Reported Serious Adverse Joint Events in the Tanezumab Clinical Development Program.Arthritis Rheumatol, 2016, 68 (2): 382-391.

43. Clegg DO, Reda DJ, Harris CL, et al. Glucosamine, chondroitin sulfate, and the two in combination for painful knee osteoarthritis. N Engl J Med, 2006, 354 (8): 795-808.

44. Hochberg MC. Structure-modifying effects of chondroitin sulfate in knee osteoarthritis: an updated meta-analysis of randomized placebo-controlled trials of 2-year duration. Osteoarthritis Cartilage, 2010, 18 (1): S28-S31.

45. Hochberg MC, Zhan M, Langenberg P. The rate of decline of joint space width in patients with osteoarthritis of the knee: a systematic review and meta-analysis

of randomized placebo-controlled trials of chondroitin sulfate . Curr Med Res Opin, 2008, 24 (11): 3029-3035.

46. Fransen M, Agaliotis M, Nairn L, et al. Glucosamine and chondroitin for knee osteoarthritis: a double-blind randomised placebo-controlled clinical trial evaluating single and combination regimens. Ann Rheum Dis, 2015, 74 (5): 851-858.

47. Laslett LL, Doré DA, Quinn SJ, et al. Zoledronic acid reduces knee pain and bone marrow lesions over 1 year: a randomised controlled trial. Ann Rheum Dis, 2012, 71 (8): 1322-1328.

48. Varenna M, Zucchi F, Failoni S, et al. Intravenous neridronate in the treatment of acute painful knee osteoarthritis: a randomized controlled study. Rheumatology (Oxford), 2015, 54 (10): 1826-1832.

49. Papaioannou NA, Triantafillopoulos IK, Khaldi L, et al. Effect of calcitonin in early and late stages of experimentally induced osteoarthritis. A histomorphometric study. Osteoarthritis Cartilage, 2007, 15 (4): 386-395.

50. Kyrkos MJ, Papavasiliou KA, Kenanidis E, et al. Calcitonin delays the progress of early-stage mechanically induced osteoarthritis. In vivo, prospective study. Osteoarthritis Cartilage, 2013, 21 (7): 973-980.

51. Karsdal MA, Byrjalsen I, Alexandersen P, et al. Treatment of symptomatic knee osteoarthritis with oral salmon calcitonin: results from two phase 3 trials. Osteoarthritis Cartilage, 2015, 23 (4): 532-543.

52. Cleland LG, James MJ. Osteoarthritis. Omega-3 fatty acids and synovitis in

osteoarthritic knees. Nat Rev Rheumatol, 2012, 8 (6) : 314-315.

53. Hill CL, Jones G, Lester S, et al. Effect of fish oil on structural progression in knee osteoarthritis: a two year randomized, double-blind clinical trial comparing high dose with low dose. Transactions of the Japan Society of Mechanical Engineers, 2013, 64 (622) : 1890-1895.

54. Simon LS, Grierson LM, Naseer Z, et al. Efficacy and safety of topical diclofenac containing dimethyl sulfoxide (DMSO) compared with those of topical placebo, DMSO vehicle and oral diclofenac for knee osteoarthritis. Pain, 2009, 143 (3): 238-245.

55. Conaghan PG, Dickson J, Bolten W, et al. A multicentre, randomized, placebo- and active-controlled trial comparing the efficacy and safety of topical ketoprofen in Transfersome gel (IDEA-033) with ketoprofen-free vehicle (TDT 064) and oral celecoxib for knee pain associated with osteoarthritis. Rheumatology(Oxford), 2013, 52 (7) : 1303-1312.

56. Deng ZH, Zeng C, Yang Y, et al. Topical diclofenac therapy for osteoarthritis: a meta-analysis of randomized controlled trials. Clin Rheumatol, 2016, 35 (5) : 1253-1261.

57. Peniston JH, Gold MS, Wieman MS, et al. Long-term tolerability of topical diclofenac sodium 1% gel for osteoarthritis in seniors and patients with comorbidities. Clin Interv Aging, 2012, 7: 517-523.

58. Kodadek M. Managing osteoarthritis. Nursing for Womens Health, 2015, 19 (1) : 71-76.

中国医学临床百家

59. Rutjes AW, Jüni P, Da CB, et al. Viscosupplementation for osteoarthritis of the knee: a systematic review and meta-analysis. Annals of Internal Medicine, 2012, 157 (3): 180-191.

60. Bannuru RR, Natov NS, Obadan IE, et al. Therapeutic trajectory of hyaluronic acid versus corticosteroids in the treatment of knee osteoarthritis: A systematic review and meta-analysis. Arthritis Care & Research, 2009, 61 (12): 1704-1711.

61. Wang X, Cao Y, Pang J, et al. Traditional chinese herbal patch for short-term management of knee osteoarthritis: a randomized, double-blind, placebo-controlled trial. Evid Based Complement Alternat Med. 2012, 2012: 171706.

62. Park SH, Kim SK, Shin IH, et al. Effects of AIF on Knee Osteoarthritis Patients: Double-blind, Randomized Placebo-controlled Study. Korean Journal of Physiology & Pharmacology Official Journal of the Korean Physiological Society & the Korean Society of Pharmacology, 2009, 13 (1): 33-37.

（李卓扬　刘雨曦　曹永平　整理）

膝关节力线纠正的治疗方法

膝 OA 最常累及膝关节的内侧间室，这可能与日常活动时膝关节局部的生物力学因素相关。在人体活动时，膝关节受到外部内收力矩（external adduction moment）的影响，导致膝关节有内翻趋势。

外部内收力矩的产生源于活动时地面对人体的反作用力（ground reaction force，GRF），其大小受两个因素影响：GRF 的大小及 GRF 相对于膝关节中点的力臂长度（膝关节中点到 GRF 的垂直距离长度）。

外部内收力矩的大小可以大致估计膝关节内侧间室压力大小。Barrios JA 等学者认为，膝内翻是膝内收力矩增高的较好的预测指标。有明确的证据认为膝 OA 的严重程度和膝关节内收力矩的增加是密切相关的，虽然二者的因果关系尚有争论（图 2）。

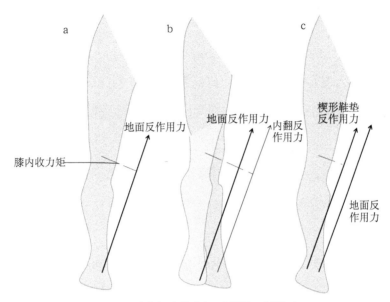

图 2 下肢外部内收力矩（彩图见彩插 1）

注：a：正常下肢；b：膝内翻时力臂增加导致内收力矩增加；c：外侧楔形鞋垫使压力中心外移，内收力矩减小。

膝内翻、膝外翻的保守治疗方法，主要包括膝关节矫形器和足踝矫形器治疗；保守治疗无效的患者可以考虑手术治疗包括胫骨高位截骨矫形术；重度膝 OA 患者可以考虑人工关节置换术。

6. 膝 OA 的矫形治疗

矫形器是指用于身体的，可以维持姿势、防治畸形、代替肌肉、改善功能的医疗器具。对于单侧间室膝关节骨关节病患者，矫形器的治疗目的是缓解症状、改善功能及延缓病情进展。

治疗膝 OA 的矫形器的种类很多，包括内侧、外侧楔形鞋垫，平底鞋垫，膝关节内、外翻矫形器，膝关节中性矫形器，弹性护膝等。各类矫形器的治疗原理略有差异，膝关节外翻矫形器和外侧楔形鞋垫是通过给患膝施加外翻力矩，从而减小膝关节内翻力矩，以减轻内侧间室负荷；膝关节中性矫形器和弹性护膝是通过稳定膝关节达到治疗目的；平底鞋垫有缓冲应力负荷的作用。

在临床上，最常用的矫形器治疗方法是膝关节内、外翻矫形器及楔形鞋垫治疗。

（1）膝关节内、外翻矫形器治疗

膝关节外翻矫形器是治疗内侧间室膝 OA 的一种保守治疗方法。其治疗原理是通过矫形器给患膝施加外翻力矩，从而减小膝关节内翻力矩（图 3）。但是，不同学者得出的矫形器对外侧内翻应力的影响并无统一结论。

在治疗效果的评价方面，多位学者的研究发现，接受膝关节内、外翻矫形器治疗的膝 OA 患者相对未接受该治疗的患者，其疼痛评估有明显的好转。

在功能改善方面，Mullerrath R 等学者的研究表明，膝关节外翻矫形器的使用可以明显改善膝内侧间室病变膝 OA 患者的膝关节功能。Brouwer RW 等学者的研究同样发现，膝关节外翻矫形器在改善功能方面的作用，但同时发现，膝关节内翻矫形器对于外侧间室病变的膝 OA 患者的膝关节功能并没有显著改善。

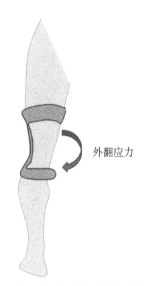

外翻应力

图 3 膝关节外翻矫形器（彩图见彩插 2）

（2）楔形鞋垫治疗

楔形鞋垫对膝 OA 症状和功能的改善有一定的治疗效果。Sattari S 等学者研究发现，接受外侧楔形鞋垫治疗的患者相对于未接受治疗的患者，其疼痛评估明显好转。Barrios JA 等学者对比外侧楔形鞋垫和平底鞋垫的治疗效果，经过 1 年的随访，两组患者的 WOMAC 疼痛评分、WOMAC 功能评分、WOMAC 僵硬度评分均较治疗前有显著好转，组间比较发现两种治疗方法对疼痛缓解、功能改善及僵硬度缓解均无明显差异。Pham T 等学者也得到了类似结论。

Bennell KL 等学者得出了相反的结论：相对于接受治疗前，外侧楔形鞋垫和平底鞋垫两组患者的 WOMAC 疼痛评分、WOMAC 功能评分及 WOMAC 僵硬度评分均略有下降，但均小于最小临床意义变化值，且两组间并无明显差异。

外侧楔形鞋垫对于轻中度膝 OA 的治疗效果较明显，而对于重度膝 OA 患者的治疗效果不明显，这可能与重度膝 OA 具有较大的膝外翻畸形有关。值得注意的是，楔形鞋垫的长度应达脚底全长，而不只是踮起脚跟的部分，因为这样才能达到降低力矩从而获得较小内侧间室压力的效果。

有些文献还对比了膝关节矫形器和外侧楔形鞋垫的治疗效果。Van Raaij TM 等学者对比了两种治疗方法的效果，提示两种治疗均显著改善了患者的疼痛评分和功能评分，但两种方法的治疗效果无明显差异。Sattari S 等学者的研究发现两种治疗方法均对疼痛有明显缓解，但膝关节外翻矫形器对疼痛的治疗效果更加明显；另外，经过 9 个月的治疗，接受膝关节外翻矫形器治疗患者的步行距离明显延长，而外侧楔形鞋垫的治疗对患者步行距离未有明显作用。

7. 膝关节周围截骨术治疗

膝关节周围截骨术主要包括高位胫骨截骨和股骨远端截骨。对于膝 OA 患者，膝关节周围截骨术通过改变膝关节在冠状面、矢状面及旋转轴面的对位和对线，纠正因骨折、生长板阻隔或代谢疾病而引起的关节畸形，降低因骨关节炎或软骨损伤而造成的间室负重，从而达到缓解症状、延缓病情进展的治疗作用。截骨术治疗原则是截骨区域尽可能靠近畸形的位置，最好通过松质骨进行稳定的内固定。

　　Brouwer RW 等学者对 21 个相关研究、1065 例患者进行综述后发现，和术前相比，胫骨高位截骨术对于膝 OA 的疼痛缓解和功能改善有明确的治疗作用。各类截骨术式间的治疗效果差异不显著，尚缺乏截骨术治疗和保守治疗两种方法的可靠的比较研究。

　　有学者将膝关节周围截骨术和膝关节单髁置换术两种方法进行比较。结果发现在长达 10 年的随访中，两种治疗方法在缓解症状、改善功能等方面均有明确的治疗效果，但两种治疗方法间并无明显差异。Stukenborg-Colsman C 等学者认为，虽然研究发现两种方法间无明显差异，但随着膝关节假体技术的不断进步，单髁置换治疗会比膝关节周围截骨治疗有更大的优势。

参考文献

1. Barrios JA，Higginson JS，Royer TD，et al. Static and dynamic correlates of the knee adduction moment in healthy knees ranging from normal to varus-aligned. Clin Biomech (Bristol，Avon)，2009，24（10）：850-854.

2. Reeves ND，Bowling FL. Conservative biomechanical strategies for knee osteoarthritis. Nat Rev Rheumatol，2011，7（2）：113-122.

3. Gaasbeek RD，Groen BE，Hampsink B，et al. Valgus bracing in patients with medial compartment osteoarthritis of the knee. A gait analysis study of a new brace. Gait Posture，2007，26（1）：3-10.

4. Sattari S，Ashraf AR. Comparison the effect of 3 point valgus stress knee support

and lateral wedge insoles in medial compartment knee osteoarthritis. Iran Red Crescent Med J, 2011, 13 (9): 624-628.

5. Brouwer RW, van Raaij TM, Verhaar JA, et al. Brace treatment for osteoarthritis of the knee: a prospective randomized multi-centre trial. Osteoarthritis Cartilage, 2006, 14 (8): 777-783.

6. Müller-Rath R, Cho HY, Siebert CH, et al. Clinical and gait analytical investigation of valgus knee bracing in therapy for medial degenerative joint disease of the knee. Z Orthop Unfall, 2011, 149 (2): 160-165.

7. Barrios JA, Crenshaw JR, Royer TD, et al. Walking shoes and laterally wedged orthoses in the clinical management of medial tibiofemoral osteoarthritis: a one-year prospective controlled trial. Knee, 2009, 16 (2): 136-142.

8. Bennell KL, Bowles KA, Payne C, et al. Lateral wedge insoles for medial knee osteoarthritis: 12 month randomised controlled trial. BMJ, 2011, 342: d2912.

9. Shimada S, Kobayashi S, Wada M, et al. Effects of disease severity on response to lateral wedged shoe insole for medial compartment knee osteoarthritis. Arch Phys Med Rehabil, 2006, 87 (11): 1436-1441.

10. Hinman RS, Bowles KA, Payne C, et al. Effect of length on laterally-wedged insoles in knee osteoarthritis. Arthritis Rheum, 2008, 59 (1): 144-147.

11. Van Raaij TM, Reijman M, Brouwer RW, et al. Medial knee osteoarthritis treated by insoles or braces: a randomized trial. Clin Orthop Relat Res, 2010, 468 (7): 1926-1932.

（李　翔　曹永平　整理）

富血小板血浆治疗膝 OA

膝 OA 是一种退变性的关节疾病，其基本病变表现为进行性关节软骨破坏、软骨下骨质硬化、骨质增生等。临床主要表现为疼痛、晨僵、黏着感、关节肿胀、压痛、被动痛、关节活动障碍等。膝 OA 多发生于 40 岁以上人群，尤其肥胖的女性。60 岁以上人群行膝关节正侧位 X 射线片检查，50% 有膝 OA 表现，其中 35% ～ 50% 有临床症状表现；75 岁以上人群中，80% 有膝 OA 症状。膝 OA 主要的病理、生理特点为内外因素共同作用，进行性关节软骨的受损和骨赘形成，同时伴有不同程度的滑膜炎症、韧带损伤及肌腱、半月板退变，关节囊慢性增生，关节理化环境改变，炎症因子增生，生长因子减少。关节软骨损伤后，依靠机体自身的修复能力往往难以完全愈合，一个主要原因在于软骨存在于关节腔内，其营养来自软骨下骨和关节腔滑液，属于贫血供组织，一旦受损，局部的血供不足以提供充足的干细胞和生长因子进行修复。另外，大部分的软骨损伤属于退行性变，而关节退行性变的病理机制复杂，目前仍不清楚。所以，关节软骨损伤的临床治疗效果一直非常有限，患者最后的结局往往只能是关节置换。

8. 富血小板血浆的治疗机制

富血小板血浆（platelet rich plasma，PRP）来源于外周循环血，富含多种生长因子和少量细胞成分，通过分子、细胞、组织等多重水平综合调控促进组织或器官再生。近年来，PRP 因取材及制备简便、能实现自体移植及具有优良的促进肌肉骨骼系统再生潜能等优点，被广泛用于骨科临床治疗。目前，PRP 用于骨、软骨、韧带、肌腱、肌肉和其他软组织疾病的临床研究较多，涉及骨缺损、骨不连、脊柱融合、骨关节炎和软骨病、韧带重建后愈合、肌肉拉伤、肌腱末端病和各种急慢性软组织损伤等多种疾病。自体 PRP 为全血血小板浓度的 3 ～ 5 倍，含有丰富的生长因子，可促进软骨基质的合成，加快软骨细胞的增殖与分化，抑制破骨细胞的功能，并能诱导软骨和骨基质的合成，促进软组织愈合。

9. PRP 治疗膝 OA 的作用机制

PRP 治疗膝 OA 的作用机制尚未完全明确，主要是与促进软骨基质合成、促进软骨细胞增殖分化和刺激内源性透明质酸生成有关。PRP 用于软骨修复的机制在于高浓度的多种生长因子促进软骨细胞增殖和软骨基质分泌，诱导软骨再生。PRP 中的抗炎因子抑制关节炎症因子和白介素 -1β，保护软骨细胞。细胞分子实验、动物实验和临床试验多个层面已证实，PRP 治疗关节炎软骨损伤是有效的。

（1）PRP 可以促进软骨基质合成

Saito 等研究日本白兔 OA 模型发现，PRP 持续释放的生长因子可刺激软骨基质中糖胺聚糖合成代谢。Mifune 等研究 36 只裸大鼠 OA 模型发现，PRP 与肌肉源性干细胞（muscle derived stem cell，MDSC）联合注射可促进 Ⅱ 型胶原蛋白合成并抑制软骨细胞凋亡。Almasry 等研究 PRP 对 45 只大鼠 OA 模型的作用，结果发现 PRP 可提高滑膜组织中血小板衍化生长因子和血管内皮生长因子的免疫组化表达，从而对软骨基质生成有一定的积极作用。上述研究初步表明，PRP 可通过促进合成软骨基质来促进关节软骨修复。

（2）PRP 可以促进软骨细胞增殖和分化

有研究发现，PRP 中含有的生长因子等能增加软骨细胞的增殖和分化。Kwon 等则研究 21 只新西兰白兔 OA 模型，发现关节腔内注射 PRP 可刺激软骨细胞增殖与基质合成代谢，且 PRP 促进中度 OA 软骨再生的能力优于轻度 OA。上述实验表明，PRP 可以促进软骨细胞的增殖和分化，从而对软骨修复和重建产生积极作用。

（3）PRP 可以刺激内源性 HA 生成

Sundman 等为对比 PRP 与 HA 对 OA 患者膝关节滑膜细胞及软骨的作用，试验研究了经 PRP 与 HA 治疗的 OA 患者的滑膜和软骨组织，发现 PRP 对滑膜细胞及软骨中炎症介质的浓度与基因表达可起到与 HA 类似的抑制效果；PRP 能刺激内源性 HA 的产生，减少软骨分解代谢。而 Liu 等则对比 PRP 与 HA 对 30 只家兔 OA 模型的疗效，发现 PRP 对软骨的促进修复作用和缓解炎症作用优于 HA。以上两个试验提示，PRP 可能通过刺激内源性 HA 生成而起到一定的抗炎和促进组织修复的作用。

10. PRP 治疗膝 OA 存在的争议

（1）PRP 中白细胞的使用有技巧

PRP 中高浓度的白细胞在治疗慢性创面和骨髓炎中发挥了明显的抗炎灭菌和清除坏死组织的作用，如在炎症因子的趋化作用下，中性粒细胞接触并吞噬细菌，然后产生大量过氧化物和超氧化物杀灭病原体。单核细胞在感染创面释放细胞毒素、干扰素和白细胞介素，参与机体防御机制。然而，在 PRP 治疗肌腱病和退行性关节炎时，越来越多的研究结果建议使用不含白细胞的 PRP。特别是中性粒细胞，会在局部释放白细胞介素 -1β，肿瘤坏死因子 -α（tumor necrosis factor-α，TNF-α），基质金属蛋白酶 -8（matrix metalloproteinase -8，MMP-8）和氧自由基等，这些促分解代谢的细胞因子加速肌腱干细胞、肌腱细胞、软骨细胞的凋亡，促进了肌腱干细胞的异分化。目前，关于白细胞在 PRP

中的作用仍存在争议，近几年逐渐趋于一致的观点是，在修复骨与软组织损伤（特别是有感染）的情况下，建议使用富含白细胞的 PRP；在修复肌腱病和关节炎时，建议使用不含或少含白细胞的 PRP。

（2）PRP 中血小板浓度多少最佳仍存争议

PRP 中血小板浓度多少是最佳的，现在存在争议。普遍认可的血小板浓度是正常血小板浓度的 4～8 倍。有研究证明，4～5 倍血小板浓度可以有效促进骨与软组织修复，更高的浓度并没有表现出更好的修复效果。Graziani 等的体外试验结果提示，PRP 中如果血小板浓度过高会抑制成骨细胞增殖。

除此之外，绝大多数文献报道显示，PRP 中血小板浓度与 PRP 促进组织再生能力呈正相关。对于过高浓度血小板抑制组织修复的可能性，在临床应用中不必过于担心。Graziani 等的试验是将 PRP 直接作用于细胞培养的体外试验。在临床应用中，不论是创面的修复，还是关节腔的注射，将 PRP 应用在局部时，PRP 的生长因子会有部分流失、破坏或被关节液稀释，实际在体内与组织发生作用时，生长因子浓度已有所降低了。

综上所述，采用 PRP 治疗膝 OA 可改善临床症状，缓解关节疼痛，提高关节活动功能和生活质量，尤其在早期膝 OA 患者中疗效更佳，其良好的临床效果有望使 PRP 成为治疗膝 OA 的新一代药物。

参考文献

1. 中华医学会风湿病学分会. 骨关节炎诊断及治疗指南. 中华风湿病学杂志，2010，14（6）：416-419.

2. 彭进才，赵沙沙，孙素琼. 浅谈膝关节炎及治疗. 中国临床实用医学，2009，3（12）：125-126.

3. Lories RJ，Luyten FP. The bone-cartilage unit in osteoarthritis. Nature Reviews Rheumatology，2011，7（1）：43.

4. Halpern BC，Chaudhury S，Rodeo SA. The Role of Platelet-Rich Plasma in Inducing Musculoskeletal Tissue Healing. Hss Journal，2012，8（2）：137-145.

5. Andia I，Abate M. Platelet-rich plasma：underlying biology and clinical correlates. Regenerative Medicine，2013，8（5）：645.

6. Saito M，Takahashi KY. Intraarticular administration of platelet-rich plasma with biodegradable gelatin hydrogel microspheres prevents osteoarthritis progression in the rabbit knee. Clinical & Experimental Rheumatology，2009，27（2）：201-207.

7. Mifune Y，Matsumoto T，Takayama K，et al. The effect of platelet-rich plasma on the regenerative therapy of muscle derived stem cells for articular cartilage repair. Osteoarthritis & Cartilage，2013，21（1）：175-185.

8. Almasry SM，Soliman HM，El-Tarhouny SA，et al. Platelet rich plasma enhances the immunohistochemical expression of platelet derived growth factor and vascular endothelial growth factor in the synovium of the meniscectomized rat models of osteoarthritis. Ann Anat，2015，197：38-49.

9. Park SI，Lee HR，Kim S，et al. Time-sequential modulation in expression of

growth factors from platelet-rich plasma (PRP) on the chondrocyte cultures. Molecular & Cellular Biochemistry, 2012, 361 (1-2): 9-17.

10. Lee HR, Park KM, Joung YK, et al. Platelet-rich plasma loaded hydrogel scaffold enhances chondrogenic differentiation and maturation with up-regulation of CB1 and CB2. Journal of Controlled Release, 2012, 159 (3): 332-337.

11. Krüger JP, Hondke S, Endres M, et al. Human platelet-rich plasma stimulates migration and chondrogenic differentiation of human subchondral progenitor cells. Journal of Orthopaedic Research, 2012, 30 (6): 845-852.

12. Dong RK, Park GY, Lee SU. The Effects of Intra-Articular Platelet-Rich Plasma Injection According to the Severity of Collagenase-Induced Knee Osteoarthritis in a Rabbit Model. Annals of Rehabilitation Medicine, 2012, 36 (4): 458-465.

13. Sundman EA, Cole BJ, Karas V, et al. The anti-inflammatory and matrix restorative mechanisms of platelet-rich plasma in osteoarthritis. American Journal of Sports Medicine, 2014, 42 (1): 35-41.

14. Liu J, Song W, Yuan T, et al. A comparison between platelet-rich plasma (PRP) and hyaluronate acid on the healing of cartilage defects. Plos One, 2014, 9 (5): e97293.

15. Yuan T, Zhang C, Zeng B. Treatment of chronic femoral osteomyelitis with platelet-rich plasma (PRP): a case report. Transfus Apher Sci, 2008, 38 (2): 167-173.

16. Yuan T, Zhang CQ, Tang MJ, et al. Autologous Platelet-rich Plasma Enhances Healing of Chronic Wounds. Wounds, 2009, 21 (10): 280-285.

17. Anitua E，Sánchez M，Orive G. The importance of understanding what is platelet-rich growth factor（PRGF）and what is not. Journal of Shoulder & Elbow Surgery，2011，20（1）：e23.

18. Yuan T，Zhang CQ，Wang JH. Augmenting tendon and ligament repair with platelet-rich plasma（PRP）.Muscles Ligaments & Tendons Journal，2012，3（3）：139.

19. Yuan T，Guo SC，Han P，et al. Applications of leukocyte-and platelet-rich plasma（L-PRP）in trauma surgery. Current Pharmaceutical Biotechnology，2012，13（7）：1173-1184.

20. Mazzocca AD，Mccarthy MB，Chowaniec DM，et al. The positive effects of different platelet-rich plasma methods on human muscle，bone，and tendon cells. American Journal of Sports Medicine，2012，40（8）：1742.

21. Graziani F，Ivanovski S，Cei S，et al. The in vitro effect of different PRP concentrations on osteoblasts and fibroblasts. Clinical Oral Implants Research，2006，17（2）：212–219.

22. Lippross S，Loibl M，Hoppe S，et al. Platelet released growth factors boost expansion of bone marrow derived CD34（+）and CD133（+）endothelial progenitor cells for autologous grafting. Platelets，2011，22（6）：422-432.

（塔拉提　焦　洋　曹永平　整理）

干细胞移植治疗膝 OA

11. 间充质干细胞的生物特性

间充质干细胞（mesenchymal stem cells，MSCs）属于成人干细胞的一种，广泛存在于全身结缔组织和器官间质中，如骨髓、脐带、脂肪、外周血、肌肉、滑膜等。目前应用较广泛的间充质干细胞主要来源于骨髓和脂肪组织，除此之外，脐带来源的间充质干细胞因获取简便，近年来应用逐渐增多。国际细胞治疗协会提出的对间充质干细胞的鉴定标准包括：①在体外标准培养条件下，细胞能够黏附塑料壁生长；②细胞必须表达 CD105、CD73、CD90（流式细胞仪检验阳性率均大于 95%），而不表达 CD45、CD34、CD14 或 CD11b、CD79a 或 CD19 和 HLA-DR（流式细胞仪检验阳性率均小于 2%）；③在一定条件下，细胞在体外能够向成骨细胞、脂肪细胞及软骨细胞分化。

除了分化潜能外，间充质干细胞还能够分泌多种酶和营养因子参与旁分泌过程，其中包括生长因子、细胞因子、趋化因子等，发挥抗凋亡，抗纤维化，抗氧化，抗炎，促进新生血管生成等作用。

间充质干细胞分泌的血管内皮生长因子（vascular endothelial growth factor，VEGF）、血小板衍生生长因子（plateletderived growth factor，PDGF）、成纤维细胞生长因子（fibroblast growth factor，FGF）、胰岛素样生长因子（insulin-like growth factor，IGF）、肝细胞生长因子（hepatocyte growth factor，HGF），能够促进新生血管形成；转化生长因子 -β（transforming growth factor-β，TGF-β）联合 VEGF、FGF、HGF，能够发挥抗凋亡作用。HGF、FGF 和肾上腺髓质素参与组织纤维化调节，其中 HGF 是调节基质金属蛋白酶（MMP）和基质金属蛋白酶组织抑制因子（TIMPs）间平衡的重要因子，在纤维化调节中发挥着主要作用。

间充质干细胞还能够分泌血红素加氧酶 -1（heme oxygenase-1，HO-1）和红细胞生成素（erythropoietin，EPO），调节损伤部位超氧化物歧化酶（superoxide dismutase，SOD）或谷胱甘肽过氧化物酶（glutathione peroxidase，GSH-Px）含量，从而发挥其抗氧化作用。

间充质干细胞还能够调节固有免疫和获得性免疫系统中的效应细胞，并分泌吲哚胺 2，3- 二氧化酶（Indoleamine 2，3-dioxygenase，IDO）、前列腺素 E2（prostaglandin E2，PGE2）、肿瘤坏死因子诱导基因 -6（TSG-6）、白细胞介素 -6（interleukin-6，IL-6）等因子发挥抗炎、免疫调节作用。但间充质干细胞对免疫应答细胞的调节研究结果主要来源于体外单独作用于某种效应细胞，在体内复杂庞大的免疫、炎症调节网络下，间充质干细胞是否还能够发挥作用，仍需进一步查证。此外，间充质干细胞的免疫调节功能与细胞来源、体外培养环境相关。

12. 间充质干细胞关节腔注射研究

除了直接分化为软骨细胞参与修复软骨损伤外，越来越多的研究显示间充质干细胞能够通过旁分泌的方式，调节局部微环境，激活内源性软骨的修复潜能。体外研究中显示骨髓和脂肪来源的间充质干细胞与软骨细胞在体外共培养，能够增强软骨细胞增生能力及细胞外基质合成，并能够显著降低软骨细胞纤维化、增生等特异性标记物的表达，降低软骨细胞的凋亡数量。间充质干细胞分泌 PGE2，调节软骨细胞、滑膜细胞炎性因子表达，下调 IL-1β、IL-6 和 IL-8 水平。另一项研究显示，间充质干细胞能够下调关节滑膜细胞 IL-1β、MMP-1 和 MMP-13 的表达水平，上调软骨细胞 IL1-RA 水平。Tang J 以体外培养的软骨细胞为研究对象，在 IL-1β 干预后，软骨细胞功能状态受到抑制，凋亡增加，与间充质干细胞在非接触条件下共培养可显著改善软骨细胞的功能状态，并减少软骨细胞凋亡。此外，间充质干细胞分泌的多种因子（如 TGF-β1、IGF-1 等）能够诱导间充质干细胞自身向软骨细胞分化。

目前，已有多项临床前期研究证实关节腔内直接注射间充质干细胞对骨性关节炎有肯定的治疗作用。最早的研究是由

Murphy 等发表，该研究采用交叉韧带和内侧半月板切除的膝关节骨性关节炎山羊为动物模型，分别向实验组和对照组注射透明质酸钠和 GFP 标记的间充质干细胞—透明质酸钠悬液，研究了膝关节的软骨修复情况。研究显示新生半月板组织内可见 GFP 标记的细胞，并且治疗组膝关节软骨退变，骨赘形成，软骨下骨硬化情况较对照组改善。

此后，Yun S 等以小猎犬为动物模型，实验显示间充质干细胞治疗后，关节软骨病变减轻，软骨细胞凋亡减少，软骨基质中 II 型胶原及蛋白多糖含量较对照组升高，而关节软骨 TNF-α 和 IL-1β 等促炎性因子水平较对照组降低。Xia Q 等的实验结果显示，间充质能够显著抑制 TNF-α 及下游相关因子的表达，从而延缓骨关节炎软骨病变进展，对骨关节炎起到治疗作用。上述研究提示，间充质干细胞能够通过旁分泌机制改善软骨细胞功能状态，并对软骨细胞凋亡有一定的保护作用。注入关节腔的间充质干细胞生存期较短，存活细胞数量与多种因素相关，且治疗效果在创伤模型和滑膜炎症较轻的骨性关节炎动物模型中欠佳，提示间充质干细胞对骨性关节炎的治疗效果主要是通过抑制炎症反应实现的。

13. 间充质干细胞为基础的组织工程研究

除了关节腔直接注射外，间充质干细胞还可与三维支架或载体共同培养，支架或载体中可加入不同生长因子，然后通过关节手术将其植入目的区域，从而达到修复软骨的目的。

间充质干细胞能够向软骨细胞分化，并分泌细胞外基质，与透明软骨结构特性类似，但不同来源的间充质干细胞向软骨细胞分化的潜能存在差异，分化过程中存在过度分化现象。绝大多数组织工程研究致力于在载体中加入诱导间充质干细胞向软骨细胞分化的因子，最终构建功能完好的全层软骨组织。这一策略已在较小的软骨缺损模型中得到良好效果，但骨关节炎软骨缺损范围较大，尚缺乏研究支持。Qi Y 等将间充质干细胞置于三维交联双层胶原蛋白支架上培养，并植入家兔软骨损伤区域，12 周后进行检测发现，与对照组相比，实验组缺损区域透明软骨量明显增多。马的关节软骨厚度为 1.75 ～ 2mm，与人类相近。Seo JP 等将间充质干细胞置于由具有软骨诱导活性的 β- 磷酸三钙和骨诱导活性 GT 构建的双极海绵状支架内，并将其移植入马软骨缺损区域。高分辨影像资料、大体标本及组织切片均提示原软骨缺损区域有透明形成。

14. 间充质干细胞临床研究

一系列正在研究和已完成的临床研究提示，间充质干细胞能够改善患者疼痛、关节功能及生活质量。Kim YS 的研究显示间充质干细胞移植能够有效改善患者临床症状及膝骨关节炎 MRI 评分，同时指出间充质干细胞的治疗效果与患者年龄及软骨病变范围相关。表 2 显示 2015 年登记的间充质干细胞治疗骨性关节炎的临床研究。

表 2 2015 年登记的间充质干细胞治疗骨性关节炎的临床研究

Trial	Sponsor	Phase;stage	Indication	Intervention	Comparator
NCT02365142:[55] Treatment of Osteoarthritis by Intraarticular Injection of Bone Marrow Mesenchymal Stem Cells With Platelet Rich Plasma (CMM-PRGF/ART)	Clinica Universidad de Navarra	Phase I/II; recruiting	Knee OA	Intraarticular injection of 100 million ex vivo expanded autologous bmMSCs + three intraarticular injections of autologous PRP	Intraarticular injection of autologous PRP
NCT02237846:[56] Clinical Study of Umbilical Cord Tissue Mesenchymal Stem Cells (UC-MSC) for Treatment of Osteoarthritis	Translational Biosciences	Phase I/II; recruiting	Knee OA	Intraarticular injection of allogenic cbMSCs	Three intravenous injections of allogenic cbMSCs
NCT01985633:[57] Mesenchymal Stem Cells Enhanced with PRP Versus PRP in OA Knee (MSCPRPOAK)	Postgraduate Institute of Medical Education and Research	Phase I/II; recruiting	Knee OA	Intraarticular injection of $1*10^7$ ex vivo expanded autologous bmMSCs 8-12 mL PRP	Intraarticular injection of 8-12 mL PRP
NCT02291926:[58] Human Umbilical Cord Mesenchymal Stem Cell Transplantation in Articular Cartilage Defect	Shenzhen Hornetcorn Biotechnology Company, LTD	Phase I; recruiting	Knee OA	Four monthly intraarticular injections of $2*10^7$ ex vivo expanded allogenic cbMSCs	None

续表

Trial	Sponsor	Phase;stage	Indication	Intervention	Comparator
NCT01895413:[59] Autologous Bone Marrow Mesenchymal Stem Cells Transplantation for Articular Cartilage Defects Repair	Pontificia Universidade Católica do Paraná	Phase I/II; recruiting	Knee OA	Single arthroscopic administration of autologous bmMSCs	None
NCT01739504:[60] Autologous Adipose-Derived Stromal Cells Delivered Intraarticularly in Patients With Osteoarthritis	Ageless Regenerative Institute	Phase I/II; recruiting	OA	Intraarticular injection of aMSCs autologous PRP	None
NCT02241408:[61] Outcomes Data of Adipose Stem Cells to Treat Osteoarthritis	StemGenex	Prospective cohort; recruiting	Knee or Hip OA	Intraarticular and intravenous injection of autologous SVF	None
NCT02118519:[62] Mesenchymal Stem Cells in Knee Cartilage Injuries	University of Jordan	Phase II; recruiting	Knee OA	Intraarticular injection of autologous bmMSCs pre-treated with platelet lysate	Intraarticular injection of autologous bmMSCs

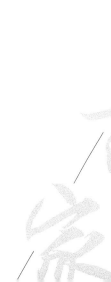

续表

Trial	Sponsor	Phase;stage	Indication	Intervention	Comparator
NCT01947348:[63] Safety and Clinical Effectiveness of A3 SVF in Osteoarthritis	Institute of Regenerative and Cellular Medicine	Phase I/II; recruiting	OA	Intraarticular and intravenous injection of autologous SVF autologous PRP	None
NCT01978639:[64] Injections of FloGraft Therapy, Autologous Stem Cells, or Platelet Rich Plasma for the Treatment of Degenerative Joint Pain	Arizona Pain Specialists	Prospective cohort; recruiting	OA	Intraarticular injection of autologous bmMSCs	Intraarticular FLO - GRAFT® injection or intraarticular autologous PRP injection
NCT02351011:[65] Human Autologous MSCs for the Treatment of Mid to Late Stage Knee OA	University Health Network, Toronto	Phase I/II; recruiting	Knee OA	Intraarticular injection of ex vivo expanded autologous bmMSCs. Three dose levels: $1*10^6$, $10*10^6$, $50*10^6$	None
NCT01953523:[66] Safety and Clinical Outcomes Study: SVF Deployment for Orthopedic, Neurologic, Urologic, and Cardio-pulmonary Conditions	Cell Surgical Network Inc.	Phase I; recruiting	OA	Intraarticular injection of autologous SVF	None

续表

Trial	Sponsor	Phase;stage	Indication	Intervention	Comparator
NCT02370823.[67] A Controlled Surveillance of the Osteoarthritic Knee Microenvironment With Regenexx® SD Treatment	Regenerative Sciences, LLC	Prospective cohort; recruiting	Knee OA	Intraarticular injection of autologous BMC	None
NCT01733186.[68] Evaluation of Safety and Exploratory Efficacy of CARTISTEM®, a Cell Therapy Product for Articular Cartilage Defects	Medipost Co Ltd	Phase I/II; recruiting	Knee OA or focal knee cartilage defect	Intraarticular injection of ex vivo expanded allogenic cbMSCs	None

Note: [a]Current as of May 2015.

Abbreviations: OA, osteoarthritis; MSCs, mesenchymal stem cells; aMSCs, adipose–derived MSCs; bmMSCs, bone marrow–derived MSCs; cbMSCs, cord blood–derived MSCs; SVF, stromal vascular fraction; BMC, bone marrow concentrate; PRP, platelet–rich plasma; FLO– GRAFT®, cryopreserved, liquid, injectable amniotic fluid–derived allograft; CARTISTEM®, allogeneic–unrelated, umbilical cord blood–derived mesenchymal stem cells, ex vivo cultured, combined with sodium hyaluronate.

15. 间充质干细胞临床展望

间充质干细胞临床应用治疗骨关节炎仍有问题需要解决，如患者的选择，间充质干细胞是否对不同类型、不同部位、不同程度的骨关节炎患者均能够发挥治疗作用；目前对间充质干细胞治疗的应用浓度也并未统一，各个文献报道不一；对于间充质干细胞关节腔注射次数，也存在不同意见。上述种种问题仍需要进一步研究探讨。

参考文献

1. Lorenzo M, Maria FP. Human mesenchymal stem cells：A bank perspective on the isolation, characterization and potential of alternative sources for the regeneration of musculoskeletal tissues. Journal of Cellular Physiology, 2013, 228 (4)：680-687.

2. Bianco P. "Mesenchymal" stem cells. Annu Rev Cell Dev Biol, 2013, 30 (1)：677-704.

3. Dominici M, Le BK, Mueller I, et al. Minimal criteria for defining multipotent mesenchymal stromal cells. The International Society for Cellular Therapy position statement.Cytotherapy, 2006, 8 (4)：315-317.

4. Bianco P. Stem cells and bone：A historical perspective. Bone, 2015, 70：2-9.

5. Maumus M, Jorgensen C. Mesenchymal stem cells in regenerative medicine applied to rheumatic diseases：role of secretome and exosomes. Biochimie, 2013, 95 (12)：2229-2234.

6. Meirelles LS, Fontes AM, Covas DT, et al. Mechanisms involved in the therapeutic properties of mesenchymal stem cells. Cytokine & Growth Factor Reviews,

2009, 20 (5-6)：427.

7. de Almeida DC, Donizetti-Oliveira C, Barbosa-Costa P, et al. In search of mechanisms associated with mesenchymal stem cell-based therapies for acute kidney injury. Clin Biochem Rev, 2013, 34 (3)：131-144.

8. Ghannam S, Bouffi C, Djouad F, et al. Immunosuppression by mesenchymal stem cells：mechanisms and clinical applications.Stem Cell Research & Therapy, 2010, 1 (1)：2.

9. Wu L, Leijten JC, Georgi N, et al. Trophic effects of mesenchymal stem cells increase chondrocyte proliferation and matrix formation. Tissue Engineering Part A, 2011, 17 (9-10)：1425-1436.

10. Maumus M, Manferdini C, Toupet K, et al. Adipose mesenchymal stem cells protect chondrocytes from degeneration associated with osteoarthritis. Stem Cell Res, 2013, 11 (2)：834-844.

11. Manferdini C, Maumus M, Gabusi E, et al. Adipose-derived mesenchymal stem cells exert antiinflammatory effects on chondrocytes and synoviocytes from osteoarthritis patients through prostaglandin E2. Arthritis & Rheumatism, 2013, 65 (5)：1271-1281.

12. van Buul GM, Villafuertes E, Bos PK, et al. Mesenchymal stem cells secrete factors that inhibit inflammatory processes in short-term osteoarthritic synovium and cartilage explant culture. Osteoarthritis Cartilage, 2012, 20 (10)：1186-1196.

13. Tang J, Cui W, Song F, et al. Effects of mesenchymal stem cells on interleukin-1β-treated chondrocytes and cartilage in a rat osteoarthritic model. Mol Med Rep, 2015, 12 (2)：1753-1760.

中国医学临床百家

14. Agung M, Ochi M, Yanada S, et al. Mobilization of bone marrow-derived mesenchymal stem cells into the injured tissues after intraarticular injection and their contribution to tissue regeneration. Knee Surg Sports Traumatol Arthrosc, 2006, 14 (12): 1307-1314.

15. Yun S, Ku SK, Kwon YS. Adipose-derived mesenchymal stem cells and platelet-rich plasma synergistically ameliorate the surgical-induced osteoarthritis in Beagle dogs. Journal of Orthopaedic Surgery & Research, 2016, 11 (1): 1-12.

16. Chiang ER, Ma HL, Wang JP, et al. Allogeneic Mesenchymal Stem Cells in Combination with Hyaluronic Acid for the Treatment of Osteoarthritis in Rabbits. Plos One, 2016, 11 (2): e0149835.

17. Desando G, Cavallo C, Sartoni F, et al. Intra-articular delivery of adipose derived stromal cells attenuates osteoarthritis progression in an experimental rabbit model. Arthritis Res Ther, 2013, 15 (1): R22.

18. Ozeki N, Muneta T, Koga H, et al. Not single but periodic injections of synovial mesenchymal stem cells maintain viable cells in knees and inhibit osteoarthritis progression in rats. Osteoarthritis Cartilage, 2016, 24 (6): 1061-1070.

19. Xia Q, Zhu S, Wu Y, et al. Intra-articular transplantation of atsttrin-transduced mesenchymal stem cells ameliorate osteoarthritis development. Stem Cells Transl Med, 2015, 4 (5): 523-531.

20. Schelbergen RF, van Dalen S, ter Huurne M, et al. Treatment efficacy of adipose-derived stem cells in experimental osteoarthritis is driven by high synovial activation and reflected by S100A8/A9 serum levels. Osteoarthritis Cartilage, 2014, 22 (8): 1158-1166.

21. Demoor M, Ollitrault D, Gomez-Leduc T, et al. Cartilage tissue engineering: molecular control of chondrocyte differentiation for proper cartilage matrix reconstruction. Biochim Biophys Acta, 2014, 1840 (8): 2414-2440.

22. Li Q, Tang J, Wang R, et al. Comparing the chondrogenic potential in vivo of autogeneic mesenchymal stem cells derived from different tissues. Artif Cells Blood Substit Immobil Biotechnol, 2011, 39 (1): 31-38.

23. Qi Y, Zhao T, Xu K, et al. The restoration of full-thickness cartilage defects with mesenchymal stem cells (MSCs) loaded and cross-linked bilayer collagen scaffolds on rabbit model. Mol Biol Rep, 2012, 39 (2): 1231-1237.

24. Grässel S, Lorenz J. Tissue-engineering strategies to repair chondral and osteochondral tissue in osteoarthritis: use of mesenchymal stem cells. Curr Rheumatol Rep, 2014, 16 (10): 452.

25. Seo JP, Tanabe T, Tsuzuki N, et al. Effects of bilayer gelatin/β-tricalcium phosphate sponges loaded with mesenchymal stem cells, chondrocytes, bone morphogenetic protein-2, and platelet rich plasma on osteochondral defects of the talus in horses. Res Vet Sci, 2013, 95 (3): 1210-1216.

26. Kim YS, Choi YJ, Lee SW, et al. Assessment of clinical and MRI outcomes after mesenchymal stem cell implantation in patients with knee osteoarthritis: a prospective study. Osteoarthritis Cartilage, 2016, 24 (2): 237-245.

27. Kim YS, Choi YJ, Koh YG. Mesenchymal stem cell implantation in knee osteoarthritis: an assessment of the factors influencing clinical outcomes. Am J Sports Med, 2015, 43 (9): 2293-2301.

（崔云鹏　曹永平　整理）

软骨细胞移植治疗骨关节炎

　　多年来，人们一直认为关节软骨损伤是无法自身修复的。多数的关节软骨损伤患者只能采取保守治疗，等待骨关节炎的发生，最终通过人工关节置换术来达到根本治疗的目的。如何修复关节软骨损伤，防止进展为骨关节炎一直是骨科和基础研究工作者的研究热点。目前，很多方法都用于关节软骨损伤修复，比如软骨下骨钻孔、自体或异体软骨膜移植、自体或异体骨软骨块移植和软骨移植等。这些治疗方法有一定的疗效，但是修复组织多为纤维软骨，达不到透明软骨修复的效果。因此，针对关节软骨损伤和软骨退变的机制，有研究者提出采用软骨细胞移植的方法进行关节软骨损伤的修复，延缓骨关节炎的发展。

　　在 20 世纪 60 年代，科学家就开启了软骨细胞移植的大门。经过几十年的研究，软骨细胞的分离、培养、移植和疗效观察等方面的技术得到了极大的发展，主要体现在移植技术方面。由于伦理和免疫等方面的问题，异体软骨细胞移植一直受到限制，没有太大的发展。所以，自体软骨细胞移植（autologous chondrocyte implantation，ACI）的研究成为焦点。1987 年，瑞典学者完成了世界上第一例人类自体软骨细胞移植治疗关节软骨缺损的病例。近几十年，移植技术从第一代发展到第三代，移植程序也逐渐标准化。

第一代技术将体外悬浮养的自体软骨细胞移植到软骨损伤处，并结合自体骨膜进行覆盖，该方法可修复深度在 6 ～ 8mm 以上的软骨损伤。由于其采用自体骨膜覆盖，容易出现骨膜增生现象，往往需要通过关节镜进行再次切除，造成软骨下骨密度增加，增加了新生软骨组织承受的应力，从而导致新生软骨组织发生退化。

第二代 ACI（C-ACI）使用胶原膜替代自体骨膜覆盖于软骨损伤处，减少了摘取骨膜引起的并发症，简化了手术的操作流程。但是这两种技术都存在细胞渗漏、分布不均和胶原膜脱落等不足。目前，研究较多的是第三代技术，即基质诱导的自体软骨细胞移植术。将体外扩增培养的软骨细胞种植于Ⅰ／Ⅲ型胶原支架上，然后进行回植，最后使用可吸收线缝合固定，以进行修复。由于软骨细胞黏附于三维胶原膜内，该技术减少了细胞逸出和分布不均的风险，提高了术后软骨细胞的存活率，提高了新生组织透明软骨的生成率。

第三代技术是支架、种子细胞和生长因子三大要素的有机结合。目前出现了纤维蛋白凝胶粘合的移植技术，不需缝合，移植步骤亦有所简化。同时，细胞支架也成为软骨细胞移植领域中的热点。一些天然材料，软骨基质成分（如胶原、透明质酸、硫酸软骨素、纤维蛋白等）成为支架研究的新宠。天然支架具有独特的细胞识别信号、良好的生物相容性和仿生效果。水凝胶的出现、温控和光敏材料的应用使得通过关节镜下注射修复关节软骨成为可能，并可缩短手术时间和减少术后并发症。

目前，水凝胶有由聚乳酸-羟基乙酸（PLGA）化学改造的纤维蛋白水凝胶、透明质酸苄基酯凝胶、琼脂糖和藻酸盐构成的温固化水凝胶为支架。种子细胞来源问题，其中胚胎干细胞、骨髓间充质干细胞、脐带干细胞等备受关注。对于作为种子的软骨细胞，随着基因技术的发展，人们开始对软骨细胞进行基因修饰。植入修饰后的软骨细胞，能够在局部分泌各种生长因子，促进软骨的修复。

2016年德国骨科和创伤协会制定的自体软骨细胞移植治疗软骨损伤的指南指出了最新的ACI适应证：①缺损程度：全层、有症状的ICRS 3级和4级的软骨缺损，ICRS-OCD Ⅲ和Ⅳ度的剥脱性骨软骨炎，可与软骨下骨重建结合。②缺损大小：最小$2.5 \sim 3 \text{ cm}^2$，最大没有限制。③缺损位置：内侧和外侧股骨髁，内外侧胫骨平台，髌骨负重面（滑车）。④年龄55岁以下，年龄并不是禁忌证，主要看缺损的形态和关节软骨的条件。儿童和青少年均可。禁忌证：合并不能同时纠正的病因，如力线不良、重度关节炎、受累间室半月板次全切除后、类风湿性关节炎、血友病相关关节病变等。

16. 自体软骨移植和其他手术的比较

随着证实 ACI 有效的研究越来越多，技术越来越成熟，一些国家在推动 ACI 合法化的进程。欧洲药品管理局、美国食品和药品监督管理局等机构要求 ACI 在一些前瞻性、随机对照的研究中证实有效。有研究将 ACI 和骨软骨移植、关节清理和关节镜下微骨折进行了前瞻性对照研究，但这些研究不可能做到双盲，因为 ACI 是两次手术操作，而对照组是一次手术操作，这成为一个方法学上的限制。目前，只有两个证据级别很高的研究证实 ACI 对大的软骨缺损有效，采用了基质诱导的 ACI 技术，用胶原膜作为软骨细胞的载体进行移植，24 个月后观察证实临床疗效。有文献报道，第一代 ACI 技术治疗平均面积为 $5.1cm^2$ 和 $4.5cm^2$ 的软骨缺损，与微骨折没有明显差异。另一篇文献报道，ACI 移植过程中使用骨膜覆盖，随访 12 个月后，组织学证据证实 ACI 疗效优于微骨折，但临床效果无明显差异；随访 36 个月，ACI 组的临床疗效优于微骨折组；随访 5 年，ACI 组中术前症状少于 3 年的患者仍有较好疗效。因此，该作者认为对有症状的患者应该尽快进行 ACI 治疗。

评价 ACI 和其他手术疗效时，应该除外同期行下肢截骨矫形和前交叉韧带重建术的患者，因为这些手术会影响 ACI 和其他软骨修复技术的疗效。

在一份软骨缺损面积为 $2.5 \sim 3cm^2$ 的二期临床研究中，2 年内 KOOS 评分、VAS 评分和 IKDC 评分 ACI 都是优于微骨折，5 年时功能优于微骨折。微骨折患者在术后 $2 \sim 5$ 年，功能还会进一步恶化。

很少有文献对第二代和第三代的 ACI 技术进行比较，只有在使用相同软骨细胞时才比较不同生物材料的疗效。关节镜植入没有得到广泛应用，但是在再手术率和功能恢复的比较上有优势。

对于大面积的软骨缺损和其他比较困难的适应证而言，近年来也出现了长期随访的报道。这些研究报道了 ACI 对大面积软骨缺损的组织修复情况和关节功能恢复的情况，认为 ACI 是有效的，大量的文献和书籍支持这一观点。因此，对于大面积软骨损伤也推荐 ACI 治疗。

ACI 最好的适用的患者是对侧关节关节面没有退变迹象，半月板完好、下肢力线正常者。目前，ACI 对软骨损伤尺寸没有明显限制，因为对于大面积的软骨损伤，除了 ACI 以外，没有其他更好的治疗方法。

除了软骨损伤面积以外，还有关节和患者的其他因素需要考虑（如患者的体重）。有文献证实对于 $2.5cm^2$ 的股骨髁软骨缺损的患者，ACI 的疗效与患者的体重、关节退变情况有明显相关。

对于微骨折治疗失败的患者，ACI 治疗的失败率较没有进行微骨折治疗的患者明显升高。这就提示一旦具备 ACI 的适应证，不应该采用其他微创或价格更低的治疗。因此，ACI 不应该是二线治疗方法，而是年轻患者或者运动员等 < 3cm^2 软骨损伤的一线治疗方案。

未来，ACI 的应用范围将扩大，可能会用于治疗关节软骨退变。有文献报道在早期骨关节炎患者的治疗中，经过长期随访，ACI 治疗对患者的关节功能有明显改善。虽然骨关节炎和多发软骨缺损在目前仍是 ACI 的禁忌，但一些特殊病例应该除外。所以，需要更多的研究验证骨关节炎病理生理因素对 ACI 的影响（如力线异常、代谢异常等）。

（1）ACI 和年龄

ACI 一般应用于 18 ～ 50 岁的患者，但是对儿童和青少年，应该没有限制，对于老年人 ACI 的应用仍存在争议。我们认为，少数大于 50 岁的、局限的全层软骨损伤的患者也应该考虑 ACI 治疗，有临床研究证实 ACI 的疗效优于微骨折治疗。

（2）ACI 和运动

对于 ACI 治疗后的运动能力的恢复，这是判定临床疗效非常重要的参数，常常被患者问起。目前，只有少数几篇文献对 ACI 术后体育运动恢复情况进行研究，仍需要大规模的综述总结 ACI 和其他软骨重建治疗的对照结果。一篇对 1363 例患者的 Meta 分析报道了不同的软骨保留手术方式，术后重新开始竞技性运动的效果是不同的。骨软骨移植或 ACI 治疗的患者运动能力恢复程度明显优于微骨折治疗。

（3）ACI 的术后治疗

多数研究者都推荐，对于股骨和胫骨的软骨损伤，ACI 术后 6 周才能进行部分负重，并逐渐加量；对于髌骨关节的软骨损伤，需要限制关节的屈曲活动。近期，德国临床组织修复组织发表了 ACI 术后的康复治疗建议。

（4）ACI 技术和质量保证

20 多年前就出现了 ACI 技术。第一代技术是将骨膜预先盖在软骨损伤区，然后注入细胞悬液。第二代技术是使用胶原膜覆盖。第三代技术是将细胞种植在生物材料支架上。第二代和第三代技术显著降低了移植物过度增生的概率。第三代技术不需要水凝胶进行覆盖，所以操作简单，手术创伤小，而且可用于非包容性缺损。对于第三代技术，目前还没有哪种材料是最理想的支架的共识。细胞密度建议每平方厘米有 100 万～ 200 万个，而且使用细胞的特点对组织学修复和临床疗效有明显的影响。细胞治疗的消毒、其他安全和质量控制、细胞筛选和分子生物学测试还有待完善。

17. ACI 和软骨下骨

关节软骨和软骨下骨被称为一个功能体。在治疗软骨损伤时需要考虑软骨下骨的病理特点。目前，软骨下骨水肿是否导致软骨修复失败尚不可知。

一项研究采用基质诱导 ACI，随访 36 个月，认为二者之间没有相关性。软骨下骨水肿从解剖上分为局限型和广泛型。局限型通常不需要处理，广泛型需要单独重视，仅仅认为软骨病变是不够的。单纯骨表面溃疡可以通过 ACI 移植软骨细胞治疗。＞2mm 的骨缺损需要打压移植自体松质骨或皮质—松质骨移植物进行修补。

有学者采用三明治 ACI，一次性修复软骨下骨和软骨损伤。有学者采用两步法，先修复软骨下骨，再进行 ACI。没有证据显示这两种方法哪个更好。对于小的软骨下骨缺损，可以代替 ACI 的是自体骨软骨圆柱体移植。

除了软骨下骨水肿外，软骨下骨隆起和病灶内骨赘形成也是临床中采用 ACI 常会遇到的问题。虽然骨髓刺激技术导致以上问题的发生率很高，但 ACI 同样也会出现这些问题。术中清理损失软骨下骨都会出现以上问题，以上的病理增生通常需要在翻修手术中切除。

踝关节 ACI 已有少量报道，但是没有严格的对照研究。髋关节和肩关节的 ACI 只有少数病例报道。

ACI 是一种成熟的、程序化的针对膝关节的软骨修复技术。对局限的软骨损伤的患者，其安全性和有效性已被证实。基于历史数据，自体骨软骨移植适用于＜ 2cm^2 或＜ 3cm^2 的软骨损伤，对于＞ 4cm^2 的局限性软骨损伤，ACI 的 10 年疗效还是优于马赛克技术。ACI 技术在组织学上优于微骨折技术，但骨膜覆盖的 ACI 和微骨折疗效类似。现在多数研究报道了基质诱导 ACI 技术的优越性，但是 ACI 要严格把握适应证，对采用的任何一种软骨修复技术，应权衡其利弊。

我们推荐 ACI 可应用于＞ 3cm^2 或＞ 4cm^2 的软骨损伤，或者作为小面积损伤的二线治疗。对于运动要求高的年轻患者，建议 ACI 可用于治疗＞ 2.5cm^2 的缺损。

参考文献

1. 姜骆永，陈洁琳，崔家鸣，等. 自体软骨细胞移植技术修复关节软骨损伤研究进展. 中国运动医学杂志，2016，35（8）：784-788.

2. Mats Brittberg. 细胞载体作为软骨修复中的下一代细胞疗法. 中华关节外科杂志：电子版，2011，05（6）：796-812.

3. Roelofs AJ，Rocke JP，De Bari C. Cell-based approaches to joint surface repair：a research perspective. Osteoarthritis Cartilage，2013，21（7）：892-900.

4. Nawaz SZ，Bentley G，Briggs TW，et al. Autologous chondrocyte implantation in the knee：mid-term to long-term results. J Bone Joint Surg Am，2014，96（10）：824-830.

5. Edwards PK，Ackland T，Ebert JR. Clinical rehabilitation guidelines for matrix-induced autologous chondrocyte implantation on the tibiofemoral joint. J Orthop Sports Phys Ther，2014，44（2）：102-119.

6. 林威，陈洁琳，朱伟民，等. 第三代自体软骨细胞移植术研究进展. 国际骨科学杂志，2016，37（2）：75-78.

7. Niemeyer P，Albrecht D，Andereya S，et al. Autologous chondrocyte

implantation （ACI） for cartilage defects of the knee：A guideline by the working group "Clinical Tissue Regeneration" of the German Society of Orthopaedics and Trauma （DGOU）.Knee, 2016, 23 （3）：426-435.

8. Basad E, Ishaque B, Bachmann G, et al. Matrix-induced autologous chondrocyte implantation versus microfracture in the treatment of cartilage defects of the knee：a 2-year randomised study. Knee Surg Sports Traumatol Arthrosc, 2010, 18 （4）：519-527.

9. Saris D, Price A, Widuchowski W, et al. Matrix-Applied Characterized Autologous Cultured Chondrocytes Versus Microfracture：Two-Year Follow-up of a Prospective Randomized Trial. American Journal of Sports Medicine, 2014, 42 （6）：1384-1394.

10. Knutsen G, Drogset JO, Engebretsen L, et al. A randomized trial comparing autologous chondrocyte implantation with microfracture. Findings at five years. J Bone Joint Surg Am, 2007, 89 （10）：2105-2112.

11. Vanlauwe J, Saris DB, Victor J, et al. Five-year outcome of characterized chondrocyte implantation versus microfracture for symptomatic cartilage defects of the knee：early treatment matters. Am J Sports Med, 2011, 39 （12）：2566-2574.

12. Crawford DC, DeBerardino TM, Williams RJ 3rd. NeoCart, an autologous cartilage tissue implant, compared with microfracture for treatment of distal femoral cartilage lesions：an FDA phase-II prospective, randomized clinical trial after two years. J Bone Joint Surg Am, 2012, 94 （11）：979-989.

13. Bartlett W, Skinner JA, Gooding CR, Autologous chondrocyte implantation

versus matrix-induced autologous chondrocyte implantation for osteochondral defects of the knee：a prospective, randomised study. J Bone Joint Surg Br, 2005, 87（5）：640-645.

14. Bekkers JE, Inklaar M, Saris DB.Treatment selection in articular cartilage lesions of the knee：a systematic review.Am J Sports Med, 2009, 37Suppl 1：148S-155S.

15. Minas T, Von Keudell A, Bryant T, et al. The John Insall Award：A minimum 10-year outcome study of autologous chondrocyte implantation. Clin Orthop Relat Res, 2014, 472（1）：41-51.

16. Schmal H, Pestka JM, Salzmann G, et al. Autologous chondrocyte implantation in children and adolescents. Knee Surg Sports Traumatol Arthrosc, 2013, 21（3）：671-677.

17. Rosenberger RE, Gomoll AH, Bryant T, et al. Repair of large chondral defects of the knee with autologous chondrocyte implantation in patients 45 years or older. Am J Sports Med, 2008, 36（12）：2336-2344.

18. Mithoefer K, Hambly K, Della Villa S, et al. Return to sports participation after articular cartilage repair in the knee：scientific evidence. Am J Sports Med, 2009, 37Suppl 1：167S-176S.

19. Pietschmann MF, Horng A, Glaser C, et al. Post-treatment rehabilitation after autologous chondrocyte implantation：State of the art and recommendations of the Clinical Tissue Regeneration Study Group of the German Society for Accident Surgery and the German Society for Orthopedics and Orthopedic Surgery. Unfallchirurg, 2014,

117 (3)：235-241.

20. Niethammer TR，Valentin S，Gülecyüz MF，et al. Bone Marrow Edema in the Knee and Its Influence on Clinical Outcome After Matrix-Based Autologous Chondrocyte Implantation：Results After 3-Year Follow-up. Am J Sports Med，2015，43 (5)：1172-1179.

21. Niemeyer P，Andereya S，Angele P，et al. Autologous chondrocyte implantation (ACI) for cartilage defects of the knee：a guideline by the working group "Tissue Regeneration" of the German Society of Orthopaedic Surgery and Traumatology (DGOU) . Z Qrthop Unfall，2013，151 (1)：38-47.

（杨　昕　曹永平　整理）

骨软骨移植治疗膝 OA

膝 OA 的关节软骨缺损治疗仍是目前骨科医生面临的具有挑战性的临床问题。流行病学研究表明：骨软骨缺损的发生率为 15/10 万～ 30/10 万。骨软骨缺损可引起关节疼痛、肿胀及活动受限，导致退行性骨关节炎的发生。在年轻的骨软骨缺损患者中，由于假体寿命时限及术后早期松动等原因，很少选择全膝关节置换。目前，对有症状的关节软骨缺损的治疗主要分为以下两类：①通过组织修复或再生来修复局部缺损，如骨髓刺激技术（软骨下骨钻孔、微骨折）、自体软骨细胞移植等；②通过移植完整的骨软骨移植物来重建关节软骨表面，主要包括自体骨软骨移植（osteochondral autograft transplantation）和异体骨软骨移植（osteochondral allograft transplantation）两种方法。上述技术在临床应用均各有利弊。由于不同技术方法的修复效果及临床预后存在差异，所以许多病变的最佳治疗方式仍存在争议。虽然关节软骨的愈合能力较差，但大量研究表明，骨软骨移植可修复透明软骨和刺激软骨下骨再生，显著缓解患者的膝关节疼痛症状，改善关节功能，是治疗软骨或骨软骨缺损的安全有效的方法，尤其对于不宜行关节置换的年轻患者更是如此。

18. 手术指征

由于并不知道大多数软骨损伤的自然病史，外科手术一般只用于治疗有症状的软骨损伤。骨软骨移植是对股骨内外侧髁、股骨滑车以及髌骨的局灶性骨软骨损害的一种治疗方式，手术目的是缓解疼痛及改善功能，从而延缓关节退变的进展及关节置换手术的应用。

在临床上，可以根据软骨缺损的大小来决定采取何种骨软骨移植治疗方案。直径 10 ～ 20mm 的软骨损伤或面积为 150 ～ 250mm^2 的软骨缺损可采取自体骨软骨移植。总体说来，缺损在 50 ～ 250mm^2 并伴有临床症状的患者是治疗的最佳指征，自体移植的软骨可以良好地修复表面的透明软骨，而对于较大的软骨缺损（缺损直径＞ 20mm 或面积＞ 300mm^2），自体骨软骨移植可能会造成供体部位较大的软骨缺损，因此，可选择采用新鲜异体骨软骨移植来治疗。

一般说来，局限病变、单发、创伤性、非退变性软骨损伤、剥脱性骨软骨炎或骨坏死是新鲜异体骨软骨移植的最佳适应证，并且预后良好。对具有退变征象的相对局限的非急性软骨损伤而言，恰当处理后行骨软骨移植也能获得较好的结果。对于更大软骨缺损的年轻患者，单纯骨软骨移植可能无法充分填充软骨缺损空隙，此时，可联合应用其他手术治疗方法来修复软骨缺损。Duif C 等应用自体软骨细胞联合自体骨软骨移植来修复较大的膝关节软骨缺损，取得了良好的治疗效果。而 Quarch VM 等对 86 例股骨内侧髁的深层骨软骨缺损合并膝内翻（内翻＞2°）的年轻患者行自体骨软骨移植联合胫骨高位截骨术后随访 8.5 年发现，术后患者的膝关节疼痛明显减轻（VAS 评分：术前 *vs.* 术后 = 7.5 *vs.* 2.7），膝关节功能明显改善（Lysholm 评分：术前 *vs.* 术后 = 40 *vs.* 73），手术满意率可达 93%，术后 8.5 年移植物生存率达 90%。

异体骨软骨移植还可作为既往或其他治疗方法（如骨髓刺激术、自体骨软骨移植术）失败的解救治疗方法。Gracitelli GC 等研究发现，虽然骨髓刺激治疗骨关节炎的失败率及再手术率较高，但不影响二次行异体骨软骨移植手术的成功率及手术效果。另外，对于软骨下骨缺损大于 5 ～ 10mm 的病变，异体骨软骨移植是首选的初始治疗方案。新鲜的异体骨软骨移植物不仅可以修复透明软骨，还可以重建软骨下骨板。

另外，年龄是骨软骨移植治疗需要考虑的一个重要因素。＜ 50 岁的无退行性关节病理学改变的患者是骨软骨移植治疗的良好指征。其他需要考虑的患者因素包括对术后负重约束的依从性等。

骨软骨移植的绝对禁忌证，包括活动性感染和关节退变程度更适合关节置换术的患者。胫骨或髌骨关节面的Ⅲ-Ⅳ级软骨损伤也是骨软骨移植的相对禁忌证，尽管上述损伤均可在操作中进行处理。关节对线不良、韧带不稳定及半月板损伤必须在进行移植前或在移植术中得到处理。炎性关节炎、结晶诱导的关节炎及滑膜炎也是该操作的相对禁忌证。长期应用激素及吸烟对骨代谢有一定的影响，治疗骨软骨缺损需慎用骨软骨移植手术。

19. 移植物的获取及注意事项

无论哪种骨软骨移植方式，在移植物的获取及移植过程中，最重要的是要维持软骨细胞的活性。移植取得良好长期预后有赖于其对透明软骨面的保护，移植骨与受体骨在愈合及重建过程中保持结构一致性，而软骨细胞的活性在维持透明软骨正常细胞外几何结构及预防退行性关节病进展中起到重要作用。没有活性的软骨移植物虽然在一段时间内仍可表现为大致正常，但其不能维持软骨的组织、生物及生物力学特性。因此，随着时间的推移，移植软骨会逐渐变形，出现裂缝及龟裂、腐蚀。

获取移植物的方法主要有直接用骨刀撬取、手动钻孔获取、动力环钻获取等。Duchow 等应用猪的模型手动钻孔行骨软骨自体移植物获取后发现，将移植物行撬动取出比打孔取出的稳定性要低。有研究表明，动力环钻比手动钻孔对软骨细胞的活性影响更小。虽然动力环钻获取移植物也可引起软骨细胞活性下降，但手动钻孔可能会造成不经意的打滑、软骨边缘粗糙及软骨与软骨下骨的分离。另外，手动钻孔的切割侧面可造成关节软骨的轻微压缩，引起边缘软骨细胞的凋亡。

对于同种异体骨软骨移植物，尽管软骨基质中氨基多糖成分及生物力学特性在初期不会改变，但随着时间的推移，具有活性的软骨细胞百分比、活性细胞密度及代谢活性都会逐渐降低。在供体死亡 24 小时内取得的新鲜软骨移植物，在 4℃条件下保存，可在 4 天内有效地保存软骨细胞活性。虽然目前的移植物保存技术可以达到较高的软骨活性保护，但 15 ～ 20 天后，软骨活性依然会显著降低。44 天后，软骨细胞活性降至最初的 67%。Malinin 等在一项以灵长类动物为模型的研究中发现保存超过 21 天的骨关节移植物较 21 天内的移植物更易发生严重的退行性改变。因此，在临床上最好采用新鲜的骨软骨移植物。移植组织应在患者死亡 24 小时内实施，并遵循严格的无菌操作。由于供体要接受传染病及细菌性传染疾病的筛查，因此，在移植前，新鲜的骨软骨移植物都需要在低温中储存 14 天并进行血清学及微生物检测。目前，推荐将获取的新鲜异体骨软骨储存在 4℃的环境内，并建议在获取后 14 ～ 28 天完成植入。

在切取移植物的过程中，最关键的技术是要获取与关节面垂直的移植物。这样才能使关节的协调性得到改善，使股骨髁斜面以及曲率半径得到更精确的修复，这在需要多个移植物进行缺损修复的病例中尤为重要。

20. 术前规划

研究表明，影响骨软骨移植术术后效果的最重要的因素就是移植物是否与软骨缺损形成了良好的关节面重建。因此，术前确定骨软骨缺损的大小以及拟供体部位的软骨是否能与缺损区域形成精确匹配，是非常重要的。术前应用负重位 X 射线片及 MRI 检查了解软骨缺损的大小，必要时可关节镜探查来评价软骨损伤及缺损情况。下肢全长 X 射线片用来确定患者是否存在对线不良，以及是否可同期行非负重区截骨。

对于自体骨软骨移植，术前需确定切取移植物的供体部位。研究发现，应用股骨滑车内上侧和外上侧边缘最下方的软骨来修复股骨内外侧髁负重区域的软骨缺损可达到修复关节面的最佳重建，但可能会影响髌股关节的接点压应力，导致髌股关节受力增加。Ahmad 等通过绘制髌股关节接点图发现，股骨内上髁边缘及髁间窝水平部分的接点压力最小。Garretson 等测量了在屈膝过程中两种不同负重条件下的接点压力，发现股骨内侧髁部位其接点压力较低，但股骨远端外侧及内侧缘的接点压力无统计学差异，因此，认为从股骨内侧获取移植物对髌股关节的生物力学影响更小。这些研究结果的共同点是尽管所有的关节表面都负重，但股骨内外侧髁边缘负重最小，可以与股骨髁损害区较好地进行表面匹配。

需要注意的是，由于受体部位的大小，以及所需供体物的数量及大小因人而异，有时需要对移植物的获取进行个体化的设计，目的就是将治疗对髌股关节生物力学的影响降至最低。

对于异体骨软骨移植，最关键的一步是获取可接受的供体移植物，同已接受筛查的供体进行尺寸配比是获得移植物的主要标准。应用影像学方法进行移植物尺寸测量，将标记物放于患者关节处行前后位及侧位 X 射线片检查，可用于计算移植物的尺寸；尺寸配对的接受范围在 2mm 内。需要注意的是，男性与女性的区别较明显，大的缺损一般需要更好的尺寸配对来实现关节一致性。

21. 手术技术

骨软骨移植的主要技术包括，压配栓（press-fit plug）和外壳移植（shell graft）技术，每项技术均有利弊。

压配栓技术主要适用于股骨髁缺损在 15～35mm 的患者，这项技术在临床上应用最为普遍。在一些病例中，可以实现稳定的压配，从而不需要额外的固定。这种方法可以全程在关节镜下进行。这项技术的缺点在于其需要对受体缺损部位进行处理，形成圆形的缺损区域，从而会牺牲掉一些损伤周围的正常软骨。另外，在压配过程中需要用力将移植物压紧，这样很可能会影响软骨细胞的活性。对于某些特殊部位（如胫骨和后髁）的软骨损伤或缺损，则不能应用压配栓技术。

对于外壳移植技术来说，可以最低程度地减少正常软骨及骨的损失，并适用于胫骨、髌骨及滑车等多处部位损伤患者。该操作的缺点在于技术操作困难，并且移植物的内在稳定性较差，需要对其进行固定。

22. 术后处理

一般术后 24 小时停用静脉抗生素，应用物理疗法或阿司匹林、低分子肝素抗凝预防下肢深静脉血栓形成。术后常规行 X 射线片检查评价移植物的整合情况。

标准的术后康复计划是由起先的非负重性膝关节功能锻炼逐渐过渡到负重性锻炼，但具体的康复计划需要依据手术方式、移植物的尺寸、部位、稳定性、成分及同期进行的操作等来综合制定。

早期的膝关节功能锻炼可预防术后关节僵硬，恢复膝关节活动度，但需要避免负重，因此，术后一般需要持续 CPM 关节锻炼运动器锻炼。

一般来说，较小且内在较稳定的缺损修复可在术后 3 ～ 6 周开始进行负重锻炼，并可逐渐增加负重。若担心移植骨栓和非髌股外壳移植的稳定性较差时，可在术后 6 ～ 8 周内都采用较保守的非负重治疗。当移植物位于髌股关节时，通常需要用支具将膝关节固定在伸直位 6 周，随后可开始进行负重锻炼及主动活动。主动的物理治疗包括股四头肌肌力锻炼、本体感受器神经肌肉恢复锻炼，如游泳、大腿按压、闭链运动（Closed Kinetic Chain，CKC）等。

一般术后 8 ～ 12 周可恢复至能进行正常的日常活动，但能行高强度运动可能需要恢复 6 ～ 12 个月的时间。在功能锻炼时要格外小心，避免对移植物产生过度的压力。

23. 手术效果

膝关节骨软骨缺损患者行骨软骨移植手术的效果与多种因素有关，如缺损部位、损伤的原因、缺损周围关节软骨及半月板的状态，双侧病变程度，患者年龄和关节对线等情况。

在临床研究中，手术效果及术后评估主要包括有效的结果评分及放射学评分，前者如膝关节损伤及骨软骨炎结果评分（KOOS）、国际软骨修复协会（ICRS）软骨修复评估评分、国际膝关节文档编制委员会（IKDC）评分、Lysholm 评分、Tegner 评分中的主观活动等级评估；后者如软骨修复组织的核磁检查（MOCART）。

有研究表明，年轻患者、单极缺损、关节对位对线良好（包括已经矫正良好）、症状发生后 12 个月内进行治疗的缺损，其术后效果较好。双极缺损、关节对位对线不良、进展期骨关节炎以及 40 岁以上的患者，其手术效果较差。

大量研究表明，骨软骨移植修复骨软骨缺损临床预后较好。在大多数多方面纵向研究中，Hangody 等对 967 例膝关节骨软骨缺损（其中累及股骨髁 789 例，累及髌股关节 147 例，累及胫骨平台 31 例）行自体骨软骨移植的患者短期随访发现，不同部位术后满意率分别为 92%（股骨髁）、74%（髌股关节）及 87%（胫骨平台）。更多的研究则集中于自体骨软骨移植与微骨折或软骨细胞移植的临床效果的比较。Horas 等对 40 例患者（平均年龄 33.4 岁，范围为 18 ～ 44 岁）随机应用自体软骨细胞或骨软骨移植手术（缺损面积为 3.2 ～ 5.6cm²，平均缺损面积为 3.75cm²）后对比发现虽然两种手术均可以显著改善患者的症状和膝关节的功能，但骨软骨移植患者术后 6 个月、12 个月及 24 个月的 Lysholm 评分较自体软骨细胞移植患者的高。两年后取活检发现，自体软骨细胞患者的近软骨下骨的软骨区有坚固的纤维软骨以及局灶性的透明样再生软骨，而骨软骨移植患者有完整的透明软骨，难以与周围原有的软骨区分。Gudas 等在对 60 例地区或国家级竞技体育患者（平均年龄 24.3 岁，范围为 15 ～ 40 岁）随机应用微骨折或骨软骨移植治疗，对比发现其术后的临床症状均得到了改善，但手术满意度差异较大，骨软骨移植患者达到了 96%，而微骨折的患者为 52%。骨软骨移植治疗的患者其术后 12 个月、24 个月及 36 个月的 HSS 评分及 ICRS 评分均较微骨折患者明显升高。

大量研究表明，虽然骨软骨移植能显著改善临床症状，但长期随访结果表明此种术式仍有较高的失败率和再手术率。Meric G 等对 46 例（48 膝）双极软骨缺损（股胫关节 34 例，髌股关节 14 例）的患者行异体骨软骨移植（平均年龄 40 岁，平均异体移植物 19.2cm²）。结果发现，虽然术后患者满意率可达 92%，但术后 5 年移植物成功率仅为 64.1%，30 例膝关节需进一步手术，其中 22 膝（46%）需切除原移植物（翻修 3 例、TKA14 例、UKA2 例、关节融合 2 例、髌骨切除 1 例）。Briggs DT 等对初次行同种异体骨软骨移植的患者（主要是剥脱性骨软骨炎和骨软骨无菌性坏死）的随访结果显示患者术后疼痛和功能状况均明显改善，术后满意率可达 86%，再手术（关节置换或再次骨软骨移植）的概率约为 29.5%。Gracitelli GC 等对 163 例行软骨修复治疗失败的患者行异体骨软骨移植，长期随访结果发现需要再次手术者达 68 例，其中 31 例（18.9%）移植物失败（需要切除移植物），移植物的术后 10 年成活率为 82%，15 年为 74.9%，而患者术后满意度可达 89%。

一般来说，骨软骨移植术后患者恢复良好，较常见的并发症主要包括关节积血、填充物的松动、纤维性生长过度、移植物的延迟愈合或不愈合、移植物下沉、伤口感染等。对于自体骨软骨移植手术，供体部位继发疾病仍是治疗时需要考虑的一个技术问题。早期有报道应用髂嵴皮质骨来填充获取移植物后供体部位的骨缺损，也有报道可应用环钻切割技术对移植后剩余的骨进行类似的填充。Feczko 等在 2003 年应用犬的动物模型对供体骨缺损部位填充一些可降解的原料（包括羟基磷灰石、碳纤维、压缩胶原、聚己酸内酯），二期行关节镜探查以及组织学评估对比发现压缩胶原组的供体骨缺损部位的纤维软骨覆盖最佳。最近有研究发现，用人工骨移植物替代物修复供体部位的软骨缺损，患者术后的供体部位缺损引起的临床症状并未得到明显改善，主要原因是因为供体部位的发病率原本就很低。另外，用人工骨移植物替代物填充缺损的部位其修复时间要长达至少 2 年。

综上所述，对骨科医生来说，不适宜行关节置换术的年轻患者的软骨和骨软骨损伤的治疗仍然是一个具有挑战性的难题。有症状的小损伤通常可以应用其他（如清创微骨折、自体软骨细胞移植等）技术得到成功的治疗。但当上述治疗失败或有较大的骨软骨缺损时，应用骨软骨移植通常可获得较好的临床效果。虽然有很大一部分患者在行骨软骨移植术几年或十几年后，因关节的持续性退变而不得不接受进一步手术（如膝关节置换术等），但大量的研究表明，骨软骨移植术可明显缓解骨软骨缺损患者的膝关节疼痛症状，改善膝关节功能。

一般来说，对于 $50 \sim 250mm^2$ 的损伤或缺损，可选择自体骨软骨移植，而对于更大的骨软骨缺损（$> 300mm^2$），一般首选异体骨软骨移植，但个人因素如患者年龄、股骨髁大小、膝关节伴随病变（包括下肢力线不良）、患者的期望值以及预期恢复目标等都可能会影响决策的制定。移植物与受体部位的尺寸匹配及良好的关节面重建是决定术后临床效果及移植物生存率的重要因素。

骨软骨移植也有自身的局限性。对于自体骨软骨移植来说，供体部位的骨软骨缺损及继发病变是限制其发展的重要因素之一。对供体部位应用骨移植物代用品、支架以及其他生物制品等进行充填，可降低与供体部位相关疾病的发病率。而对于异体骨软骨移植来说，其确定主要在于移植物的获取、储存、运输及软骨细胞活性的维持。随着更先进的生物材料的问世和临床试验的验证，上述局限性均可以逐渐得到改善。其他辅助治疗，如分解代谢抑制剂或关节细胞保护药物等，可改善移植区域软骨细胞的环境，从而使关节负重能力得以更好地恢复。计算机辅助导航可提高移植物获取和植入的精确性，有助于原来软骨表面轮廓更好地恢复。不断取得的临床进展正持续改善着这一具有挑战性的患者群体的临床预后。

参考文献

1. Chui K，Jeys L，Snow M. Knee salvage procedures：The indications, techniques and outcomes of large osteochondral allografts. World J Orthop, 2015, 6 (3)：340-350.

2. Lee BI，Kim BM. Concomitant Osteochondral Autograft Transplantation and Fixation of Osteochondral Fragment for Treatment of a Massive Osteochondritis Dissecans：A Report of 8-Year Follow-up Results. Knee Surg Relat Res, 2015, 27 (4)：263-268.

3. Briggs DT，Sadr KN，Pulido PA，et al. The Use of Osteochondral Allograft Transplantation for Primary Treatment of Cartilage Lesions in the Knee. Cartilage, 2015, 6 (4)：203-207.

4. Quarch VM，Enderle E，Lotz J，et al. Fate of large donor site defects in

osteochondral transfer procedures in the knee joint with and without TruFit plugs. Arch Orthop Trauma Surg, 2014, 134（5）：657-666.

5. Davidson PA, Rivenburgh DW, Dawson PE, et al. Clinical, histologic, and radiographic outcomes of distal femoral resurfacing with hypothermically stored osteoarticular allografts. Am J Sports Med, 2007, 35（7）：1082-1090.

6. Duif C, Koutah MA, Ackermann O, et al. Combination of autologous chondrocyte implantation（ACI）and osteochondral autograft transfer system（OATS）for surgical repair of larger cartilage defects of the knee joint. A review illustrated by a case report. Technol Health Care, 2015, 23（5）：531-537.

7. Minzlaff P, Feucht MJ, Saier T, et al. Osteochondral autologous transfer combined with valgus high tibial osteotomy：long-term results and survivorship analysis. AM J sports Med, 2013, 41（10）：2325-2332.

8. Gracitelli GC, Meric G, Briggs DT, et al. Fresh osteochondral allografts in the knee：comparison of primary transplantation versus transplantation after failure of previous subchondral marrow stimulation. Am J Sports Med, 2015, 43（4）：885-891.

9. Gross AE, Kim W, Las Heras F, et al. Fresh osteochondral allografts for posttraumatic knee defects：long-term followup. Clin Orthop Relat Res, 2008, 466（8）：1863-1870.

10. Williams RJ 3rd, Ranawat AS, Potter HG, et al. Fresh stored allografts for the treatment of osteochondral defects of the knee. J Bone Joint Surg Am, 2007, 89（4）：718-726.

11. Malinin T, Temple HT, Buck BE. Transplantation of osteochondral allografts

after cold storage. J Bone Joint Surg Am，2006，88（4）：762-770.

12. Meric G，Gracitelli GC，Görtz S，et al. Fresh osteochondral allograft transplantation for bipolar reciprocal osteochondral lesions of the knee. Am J Sports Med，2015，43（3）：709-714.

13. Gracitelli GC，Meric G，Pulido PA，et al. Osteochondral Allograft Transplantation for Knee Lesions after Failure of Cartilage Repair Surgery. Cartilage，2015，6（2）：98-105.

（王　瑞　曹永平　整理）

膝 OA 的微创治疗

膝 OA 是一种常见的疾病，在 60 岁以上人群中发病率高达 10% 以上。2000 年以前，膝关节镜微创治疗主要包括膝关节镜清理、半月板部分切除和软骨成形术等，是治疗膝关节骨关节病的常见方法。然而，评价其治疗效果的临床研究却相对滞后。直到 2000 年以后，大量的文献研究了膝关节镜微创治疗的临床效果，发现与假手术相比，膝关节镜治疗并不能明显缓解膝关节疼痛，改善膝关节功能。尽管膝关节骨关节病的关节镜治疗的手术量开始逐渐下降，但是将这些临床研究证据应用于临床实践，仍有很多事情需要做。近年来，有部分文献研究发现，早期膝关节病患者或半月板撕裂有临床症状者等，行膝关节镜微创治疗，仍有明显的效果。将来仍需要更多的权威性的临床证据，来明确膝关节镜微创治疗的效果，并将这些研究落实到膝关节病治疗的临床策略上。

现代膝关节镜的鼻祖始于 1912 年，由丹麦的外科医生兼放射科医生 Severin Nordentoft 描述了内镜直视下的膝关节。膝关节镜可用于诊断和治疗。关节镜的微创治疗包括膝关节冲洗、清理，半月板部分切除和软骨成形术等。关节镜下这些微创处理虽不能完全除去骨关节病的病因及恢复其正常的解剖结构，但可清除修整关节内致病的病损组织和炎性介质，恢复关节面的平整性，改善关节内环境，从而打断了骨关节病的恶性循环，对治疗骨关节病有一定的疗效。

到 1980 年，有证据表明，膝关节镜微创较切开手术更有优势，因而其逐渐成为优先选择的治疗方式。早期研究表明，与传统切开手术相比，膝关节镜可减少术后疼痛、肿胀，并降低术后感染、关节纤维化等并发症，可以让患者更早地回归到正常的工作与生活中，而且关节镜手术可在门诊进行，减少了住院费用。这些优点导致关节镜手术量在 20 世纪末出现了显著的增加。

在 2002 年之前，没有权威的随机对照试验比较膝关节骨关节病的关节镜微创治疗与非手术治疗的效果。2002 年以后，逐渐出现了关于膝关节骨关节病的关节镜治疗的随机对照研究。其中有的关注关节镜清理对改善膝关节疼痛及功能的疗效，有的关注轻中度膝关节骨关节病患者出现症状性半月板撕裂时行关节镜下半月板部分切除的疗效。其中，发表于《新英格兰》杂志上的 2 篇设计良好的随机对照研究发现，膝关节镜治疗严重的骨关节病没有效果。Moin Khan MD 发表的系统综述，总结了关节镜下半月板切除对骨关节病的治疗效果，结果显示关节镜治疗同样没有明显疗效，考虑到关节镜的风险，建议保守治疗作为一线治疗方案。结合 Moseley 等发表的文章及 Cochrane 对 2006 年以前的文献回顾制定了一个指南，推荐关节镜不应该用于膝骨关节病的治疗。这个指南的证据等级为黄金级别。Thorlund JB 总结了 2000 年以后关节镜微创治疗骨关节病的研究，发现关节镜带来的益处极其有限，与关节镜手术所带来的风险相比，不支持关节镜微创治疗用于骨关节病。

2014 年安大略卫生质量发展局证据发展和标准处（evidence development and standards branch，health quality ontario）发布的膝关节镜清理指南总结认为，膝关节骨关节患者行膝关节镜清理，无论有无半月板部分切除，其改善疼痛和功能的临床效果，与空白对照组相比，无显著临床差异（证据等级中级），与物理治疗组相比，同样无显著临床差异（证据等级低级）。

这些研究和指南发布后，国际上采用关节镜治疗膝关节骨关节病的手术量出现下降。但是，仍有部分数据支持关节镜治疗膝关节骨关节病。Lee DJ 认为尽管国际上多篇研究结果认为关节镜效果不显著，但其研究方法均有一定的局限性，并认为早期的骨关节病或者有明显症状性半月板损伤的骨关节病患者，行关节镜微创治疗是有效果的。Lamplot JD 发表于 2016 年的系统综述也得出了同样的结论。Timothy Barlow 则通过调查问卷探讨了关节镜治疗仍然流行的原因，研究结果发现来自患者的压力，如无其他可选的治疗方式、医生为了满足患者的期望值，以及为了节约门诊时间等，这些因素导致关节镜治疗仍然流行。

综上所述，膝关节骨关节病的关节镜微创治疗，从开始出现发展到一度盛行的时代，再发展到现在手术量逐渐下降的现状，循证医学研究结果在其中发挥了重要作用。目前膝关节镜对膝关节骨关节病的治疗仍然存在一定的争议，有待于将来证据等级更高、研究方法更完善的循证研究结果来明确关节镜治疗的效果，并指导临床治疗。

参考文献

1. Kim S, Bosque J, Meehan JP, et al. Increase in outpatient knee arthroscopy in the United States: a comparison of National Surveys of Ambulatory Surgery, 1996 and 2006. J Bone Joint Surg Am, 2011, 93 (11): 994-1000.

2. Kirkley A, Birmingham TB, Litchfield RB, et al. A randomized trial of arthroscopic surgery for osteoarthritis of the knee. N Engl J Med, 2008, 359 (11): 1097-1107.

3. Katz JN, Brophy RH, Chaisson CE, et al. Surgery versus physical therapy for a meniscal tear and osteoarthritis. N Engl J Med, 2013, 368 (18): 1675-1684.

4. Yim JH, Seon JK, Song EK, et al. A comparative study of meniscectomy and nonoperative treatment for degenerative horizontal tears of the medial meniscus. Am J Sports Med, 2013, 41 (7): 1565-1570.

5. Herrlin S, Hållander M, Wange P, et al. Arthroscopic or conservative treatment of degenerative medial meniscal tears: a prospective randomised trial. Knee Surg Sports

Traumatol Arthrosc，2007，15（4）：393-401.

6. Laupattarakasem W，Laopaiboon M，Laupattarakasem P，et al. Arthroscopic debridement for knee osteoarthritis. Cochrane Database Syst Rev，2008，(1)：CD005118.

7. Thorlund JB，Juhl CB，Roos EM，et al. Arthroscopic surgery for degenerative knee：systematic review and meta-analysis of benefits and harms. Br J Sports Med，2015，49（19）：1229-1235.

8. Lee DJ，Elfar JC. Utility of Arthroscopic Surgery for Osteoarthritis of the Knee. Geriatr Orthop Surg Rehabil，2015，6（1）：47-49.

9. Lamplot JD，Brophy RH. The role for arthroscopic partial meniscectomy in knees with degenerative changes：a systematic review. Bone Joint J，2016，98-B（7）：934-938.

10. Barlow T，Plant CE. Why we still perform arthroscopy in knee osteoarthritis：a multi-methods study. BMC Musculoskelet Disord，2015，16：85.

（潘利平　曹永平　整理）

膝关节单髁置换术

24. 历史及概述

　　1991 年，White 首次将膝关节前内侧骨关节炎描述成一种病理状况。内侧间室软骨磨损的典型部位是胫骨平台的前部或中间部分，相应在股骨髁的远端也有磨损。由于股骨后髁及胫骨平台后内侧软骨相对完整，因此，内侧副韧带不会挛缩变短。对于这种膝关节单间室的病变，外科治疗方法包括胫骨近端截骨、全膝关节置换术、伴或不伴截骨的软骨移植、关节镜清理和膝关节单髁置换术。

　　虽然单髁膝关节关节置换（unilateral condylar knee replacement，UKR）指只有膝关节内侧或外侧间室或髌股关节的假体置换，但临床上 UKR 多代指内侧间室关节置换。本章节中膝关节单髁置换也代指膝关节内侧间室的假体置换。

　　临床应用的第一代单髁假体是 McIntosh（1954 年）假体

和 McKeever（1960 年）假体。此后，UKR 逐渐被更多医生应用于内侧间室的膝关节骨关节炎。20 世纪 70 年代出现了设计更先进的假体，如 Marmor 假体（1972 年，Smith &Nephew，Memphis，TN）和 St Georg 雪橇型假体（1976 年，Waldemar Link，Hamburg，Germany）。大多数单髁假体都是由固定的聚乙烯平台（有或无金属胫骨托）和多中心的股骨假体构成。早期研究结果显示这些假体疗效欠佳。

1978 年，Goodfellow 和 O'Connor 设计出了第一款活动半月板的单髁假体——牛津单髁假体（Oxford UKR）。它由球形的股骨假体、平坦的胫骨托和非限制性的聚乙烯垫组成，衬垫可以在膝关节任意屈伸角度中都与球形的股骨假体匹配（图 4），这种设计的假体大大降低了磨损率，每年在 0.01 ～ 0.03mm。

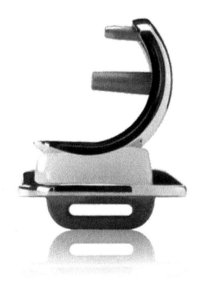

图 4 活动半月板型牛津单髁假体

25. 手术适应证和禁忌证

1989 年，Kozinn 和 Scott 发表了现在成为"经典"的固定半月板的膝关节单髁置换的适应证，即胫股关节内侧骨关节炎；无肥胖（体重＜ 81.6kg，即 180 磅）的 60 岁以上的老年人；不从事剧烈运动；膝关节稳定；膝关节活动范围至少伸直 5°～屈曲 90°；屈曲畸形＜ 15°。

禁忌证包括：炎性关节病；髌股关节炎；关节不稳；屈曲畸形＞ 15°；侧副韧带挛缩。

瑞典关节登记中心 2002 年的数据证实，与骨关节炎相比，类风湿性关节炎的患者行单髁关节置换后失败率显著增高。Heck 及其同事的研究显示，患者的体重与 UKA 术后的翻修率直接相关，在 294 例膝关节的病例中，需要翻修的病例的平均体重是 90kg，而不需要翻修的病例的平均体重是 67kg。

Oxford 活动半月板假体的手术适应证在患者年龄、肥胖程度、活动量、髌股关节退变程度上的要求相对更宽。Schai 及其同事报道了 28 例中年患者（平均 52 岁）使用活动半月板的牛津单髁假体的 UKA，平均随访 40 个月，优良率达到 90%。Pennington 回顾性研究 45 例 30 ～ 60 岁行 UKA 的患者，平均随访 11 年假体生存率为 92%（只有 3 例翻修），其余病例 93% 的 HSS 评分为优，且大多数患者参加了中等程度的体育运动（如游泳），行走能力不受限制。

经典理论认为，髌股关节静息痛是相对禁忌，而无症状的髌股关节炎不是禁忌。最近有学者认为即使严重的、伴有静息痛的髌股关节炎也不是禁忌，只是没有随机对照的临床研究结果支持这一观点。

26. 单髁置换术的结果及影响因素

（1）手术技术

自 1997 年 Repicci 和 Eberle 介绍 MIS（minimally invasibesurgical，MIS）技术以来，学者们发现 80% 的 UKA 都可以通过这种技术完成。微创内侧切口行 UKR 术后平均恢复率比 TKR 要快 3 倍，而费用能降到之前的一半左右。

（2）活动平台假体和固定平台假体

为了解决早期单髁置换术中聚乙烯衬垫的脱落和断裂等问题，学者发明了活动平台假体。两种假体有着不同的设计理念，不同的表面设计，两者之间的优劣比较及选择问题尚有争论。

Li 和同事对 56 例单间室骨关节炎患者分别使用固定平台假体和活动平台假体行 UKR，发现活动平台具有更好的膝关节动力学，放射学透亮带的发生率也更低，但术后 2 年多种主观问卷调查显示结果没有差异（Ⅱ级证据）。

Gleeson 的前瞻性研究发现 47 例活动平台假体和 57 例固定平台假体的患者，活动平台组术后 2 年的失败率更高，且失败病例多为聚乙烯衬垫脱位，但是活动平台组患者有更好的主观疼痛评分（Ⅱ级证据）。研究认为，固定半月板假体生存率和临床效果更差，有灾难性的聚乙烯磨损。聚乙烯磨损的问题主要取决于假体设计，固定平台的假体更易于磨损失败。

Harrington 等其他学者的 6 个前瞻性随机对照研究以及 Smith 等的 Meta 分析（证据等级 Ⅰ 级）都表明：无论在临床结果、影像学表现、运动学结果甚至生活质量等方面，两种假体都没有比对方更有优势。

Ko 等研究了文献中关于活动平台假体和固定平台假体的报道，共包含 1019 例 UKA，其中固定平台 595 例，活动平台 515 例。该研究综合比较了两者的翻修情况，结果发现：在活动平台 UKA 中，翻修的原因大多是因为骨关节炎的进展和无菌性松动，磨损少见；在固定平台 UKA 中，无法解释的持续性疼痛和磨损是翻修的主要原因。整体而言，两者翻修率大致相同，无显著性差异。

（3）活动平台假体的结果

多项研究显示，Oxford 单髁假体置换结果优异，假体 10 年生存率为 94% ～ 100%。Rajasekhar 等报道由 1 名术者进行的 135 例 Oxford 单髁假体置换，平均随访 5.8 年（2 ～ 12 年），5 例进行了翻修。假体 10 年生存率为 94%（95%*CI*：84.0 ～ 97.8）。改良膝关节学会评分平均为 92.2 分（95%*CI*：51 ～ 100）。

瑞典膝关节登记中心显示：每月至少 2 例 Oxford 假体 UKR，9 年生存率为 93%。这种假体如果发生失败，一般发生得比较早。合适度的活动衬垫减少了磨损也就减少了长期失败的风险。

（4）单髁假体生存率

总体来说，在掌握良好适应证、手术技术、使用设计优良假体的前提下，单髁置换拥有和全膝置换类似的生存率。Catier P 对 60 名接受单髁置换的患者平均随访 12 年，发现其假体生存率约为 93%。另一项有长期随访结果的研究也显示 63 例单髁置换术的假体生存率在 10 年时为 84%，15 年时为 79%。

（5）单髁置换手术并发症

早期单髁置换手术并发症随着假体设计的改进和材料学的进步，都逐渐减少或消失了。目前手术常见并发症包括：其他间室关节炎进一步进展、伴或不伴有聚乙烯磨损的假体松动、机械性失败。Scott 报道，100 例 UKA 随访 8 年以上，共计 13 例翻修（其中 9 例由于松动，3 例由于 OA 进展，1 例由于不稳定）。Squire 对 140 例 UKA 至少随访 15 年，共计 14 例翻修。失败原因包括胫骨松动 6 例、疾病进展 7 例、膝关节疼痛 1 例。

27. 单髁置换与全膝置换的比较

20 世纪 90 年代以前的研究发现，单髁置换与全膝置换在术后第 1 个 10 年内存活率相当，但在第 2 个 10 年里单髁置换劣于全膝置换。尽管这一差距逐渐在缩小，但总体来说，UKR 的中、长期翻修率还是比 TKR 高，其原因学者认为，主要是由于 UKR

的翻修较 TKR 更为简单，代价也更小，因此医生更倾向于在患者症状不重时就进行了翻修。其他翻修原因还包括：不协调的胫骨负荷导致的衬垫磨损；适应证放宽；假体位置不良。如果避免以上因素，UKR 假体生存率可与 TKR 相似。

膝关节单髁置换的主要优点是保留膝关节的交叉韧带，也就是术后膝关节的动力学接近正常关节，而这一点是全膝置换做不到的。此外，单髁置换术后膝关节活动度更好，感觉更自然，疼痛缓解及功能康复都更好，术后步态接近于自然步态。

一项涉及 102 例患者的 5 年时间的回顾性研究发现，与全膝置换相比，行单髁置换的患者术后关节活动度、疼痛评分、康复时间等指标都更优。

28. 单髁置换与胫骨高位截骨的比较

胫骨上端高位截骨术（HTO）可以通过截骨过度矫正下肢力线，从而减轻膝关节内侧间室的负荷。其优点是可保留患者自己的关节，缺点是手术技术要求更高，康复时间更长。Schai PA 通过随访 28 例平均年龄在 52 岁的单髁患者 2 ～ 6 年，发现 HTO 的随访结果较 UKR 更差，但也有不同的研究结果报道。Fu 等进行的 Meta 分析发现，在患者选择适当的情况下，HTO 和 UKA 对于单间室骨关节炎都有着良好的结果。就功能结果而言，UKA 表现稍好，而活动度则 HTO 表现稍好。随着时间的推移，两者翻修率都逐渐升高，但是并没有显著差异。

29. 单髁置换术后行全膝关节置换

单髁置换术保留了患者的韧带及骨质，行 TKR 时很少需要限制性假体。Mohr G 报道 23 例 Oxford 假体翻修成 TKR，平均随访 4.1 年，仅 1 例因感染翻修，1 例使用限制性假体。但在单髁关节翻修成全膝关节的结果上，学者研究得到的结果并不统一，一部分人认为其结果更接近于初次膝关节置换，一部分人认为其结果更接近于翻修手术。

30. 前交叉韧带缺损的单髁关节置换

前交叉韧带缺损是 UKR 的禁忌证，因为缺乏限制前后向活动的结构，会增加聚乙烯衬垫的磨损。Goodfellow 和 O'Connor 比较了 ACL 功能良好与否的两组 Oxford 型 UKA，发现 ACL 缺失或损伤时假体生存率从 95% 下降到 81%。Suggs 也证实了 ACL 功能不全时，膝关节在屈曲活动中胫骨的移位都增加约 1cm，而这种不稳定会增加聚乙烯衬垫的磨损或增加假体松动。

有报道，15 例同时行前交叉韧带重建和单髁置换的患者与 15 例常规单髁置换的患者术后短期具有相同的优良结果。

综上所述，UKR 与 TKR 相比有诸多优点，在选择合适患者及具有良好手术技术、优良设计假体的前提下，可以减少假体的长期失败率，是单间室骨关节炎良好的手术治疗选择。

参考文献

1. Ko YB, Gujarathi MR, Oh KJ. Outcome of Unicompartmental Knee Arthroplasty：A Systematic Review of Comparative Studies between Fixed and Mobile Bearings Focusing on Complications. Knee Surg Relat Res，2015，27（3）：141-148.

2. Fu D, Li G, Chen K, et al. Comparison of high tibial osteotomy and unicompartmental knee arthroplasty in the treatment of unicompartmental osteoarthritis：a meta-analysis. J Arthroplasty，2013，28（5）：759-665.

3. Mohr G, Martin J, Clarius M. Revision after unicompartmental knee arthroplasty. Orthopade，2014，43（10）：883-890.

（刘　恒　曹永平　整理）

膝 OA 的髌骨问题及髌股关节置换

髌股关节炎是引起膝关节前方疼痛的主要原因之一，其临床症状主要表现为下蹲及上下楼梯困难并伴有屈膝位疼痛，关节镜检查发现髌骨及股骨滑车软骨退变、磨损或伴有髌骨外侧移位等。Sarda 等报道患有膝骨关节炎症状的患者中，67% 的患者表现为单纯髌股关节炎，其发病年龄大多在 40 ～ 50 岁，并且以女性更为多见。Davis 等报道年龄超过 40 岁的 174 例患者（共 206 例膝关节）有临床症状，通过影像学检查可以发现单纯髌股关节炎占 9.2%。MeAlindon 等报道，单纯髌股关节炎在 55 岁以上女性、男性中的发生率分别为 8% 和 2%，这可能与女性患者绝经之后关节退变加速有关。

31. 髌股关节的解剖学

髌股关节是为适应两足动物的行走而进化出来的。为了达到使髋关节外展获得更大力量的目的，股骨近端大转子变得更靠外侧，这导致股四头肌的作用力线相对于附着在胫骨结节的髌腱而言变得更加外翻，从而产生了一个角度（股四头肌角或 Q 角）。为了克服对髌股向外的拉力，股骨滑车外侧面变得更加外展，形成拱形支撑，阻止髌骨的外移。

髌股关节由股四头肌腱、髌骨和髌腱、胫骨结节连同内外侧支持带一起组成，支持带内包含内侧髌股韧带和外侧髌骨髂胫束韧带。其他缩合在内外侧支持带内的结构（如内外侧髌骨胫骨束）也常常被提及，但并不具有显著的临床意义。软组织包膜（包括髌骨）共同被称为"膝关节伸膝装置"。近年来，已经认识到，股骨远端滑车发育不良将导致髌骨的外翻，引起膝关节症状。

髌骨是全身最大的籽骨，是判断伸膝装置排列的标记物。股骨滑车沟和髁间窝周围的关节软骨弓形结构构成了关节的股骨侧。除了在深度屈曲时，胫骨关节面与股骨不同部位相接触，形成关节。髌骨和大部分的髁间窝骨赘均是由髌股关节疾病所造成的。对伸膝装置而言，股骨滑车的作用就像是滑轮。作用于正常髌股关节的力量取决于活动状态，如行走时，髌股关节受力为体重的 0.5 倍；爬楼时，为体重的 3～4 倍；下蹲时，为体重的 7～8 倍。

32. 髌股关节的运动学

髌股关节的运动非常复杂。在完全伸直时，只有髌骨远端关节面与股骨滑车相接触，髌骨主要位于覆盖脂肪垫的滑膜上。随着屈膝角度的增大，与髌骨接触的部位逐渐向近端移动，直到屈膝达 90° 时，髌骨近端部分与股骨滑车沟的远端相接触。从屈膝 90° 开始，髌骨的内侧关节面与内侧股骨髁的外侧缘形成关节，外侧关节面与股骨外侧髁的内侧缘形成关节，同时，内侧面与前交叉韧带表面的滑膜相接触。在深度屈膝时，髌骨像跨越髁间窝的桥梁一样，与部分股骨内外侧髁相关节，与半月板前角相接触。

在没有覆盖软骨的地方，通常会有包裹着脂肪的滑膜皱襞覆盖在其表面。滑膜皱襞包括覆盖在髌骨周围的滑膜条，以及髁上脂肪垫和髌下脂肪垫的翼状皱襞。在膝关节伸直时，髁上脂肪垫会有一个比较突出的边缘（在关节镜手术时会因为液体灌注而消失），当膝关节屈曲时，皱襞会落入到股骨滑车沟。膝关节伸直时，由于关节内负压的帮助和膝关节肌肉的作用，皱襞向近端移动。在屈曲时，髌股关节的关节面迅速向上移动，髌下脂肪垫的滑膜会覆盖髌骨的暴露部位。尤其是翼状滑膜皱襞在中线处指向近端。屈膝超过 90° 时，翼状皱襞会相互移开。应该注意的是，在膝关节活动的过程中，关节软骨表面常有滑膜掠过，这可能对关节软骨的营养很重要。

33. 髌股关节骨关节炎的症状

膝前痛是髌股关节骨关节炎的最主要症状，它用来描述髌骨及其周围疼痛。对于膝前痛的病因学主要有两种观点：①髌骨相对于股骨滑车排列异常。这会导致软骨局部负荷过大，导致软骨破坏和疼痛。矫正排列异常能够通过减小受损部位的负荷来减轻患者的症状。但是，关节软骨损害和疼痛之间缺乏相关性，髌骨排列异常只能部分解释髌股关节疼痛的症状。②近来提出膝前痛可能是由于各种病理生理过程所致。如骨内压的增高和骨重建的增加均可导致疼痛的发生。但是最近的观点是髌股关节的组织在分子水平处于平衡状态（组织内环境稳定），高于生理状态的机械负荷和神经末梢的化学刺激会直接破坏这种平衡，出现炎症的级联反应，导致髌骨周围滑膜炎。髌骨周围滑膜内有大量神经支配，对于很轻的接触都非常敏感。一旦滑膜发炎，日常活动会使炎症进一步加重，导致长期的症状。

34. 髌股关节炎的保守治疗

多数髌股关节炎的早期可以通过保守治疗达到良好效果，保守治疗是单纯性髌股关节炎早期的主要治疗方式，极少数需要手术治疗。保守治疗包括：①肌力锻炼，支具，服用非甾体抗炎药、营养关节软骨药物，以及关节腔内注射激素或者透明酸钠等，虽然这些方法并不能阻止疾病的进程，但是却能够减轻患者的症状；②减轻体重，减少一些运动，如上下楼梯、下蹲、跳跃、骑自行车等，通过减轻髌股关节的过度负重来达到缓解膝前疼痛的目的。但是，如果患者发病之后进行 3～6 个月的保守治疗效果不佳时，就可能要考虑手术治疗。

35. 手术治疗

单独的髌股关节骨关节炎在临床上较少见，对其最佳的手术治疗方式仍存在争议。目前，较常应用的治疗手段包括关节镜下关节清理、髌股关节置换术（patellofemoral replacement，PFA）、全膝关节置换术等。其中，髌股关节置换术是目前治疗髌股关节骨关节炎的重要手术方式之一，但由于其治疗效果的不确定性及较高的失败率，临床应用仍存在许多的争议。本文将针对髌股关节置换术的假体设计、手术适应证、手术技术等问题进行探讨，以明确该手术方式在髌股关节骨关节炎治疗中的意义。

（1）髌股关节置换术的发展

McKeever 于 1955 年首次报告设计了髌骨假体，用螺钉固定到髌骨表面。1960 年，Depalma 等证实该手术可行，随后 Levitt 发表了长期随访报告，指出它是髌骨切除或部分切除术的一种成功替代方法，特别是对单纯的髌骨疾患。然而，这种单纯置换髌骨的方式，无论选用何种材料或怎样的假体设计，术后也仅能获得良好的短期效果，其长期效果并不理想，股骨滑车的磨损退变是最大的问题。

随后，Richards 假体的出现标志着真正意义的髌股关节置换的诞生。在该技术的发展历史中，曾出现了 Lubinus 假体、Richards 假体和 Autocentric 假体等具有代表性的人工假体，其中 Richards Ⅱ型假体至今仍被一些医疗中心推崇，其 10 年生存率达 84%，20 年生存率达 69%，但与全膝关节置换术大样本病例术后假体 10 年生存率高达 97%、15 年达 90% 的成功率相比，差距依然明显。

随着科学技术和医学技术的不断进步，为进一步保存膝关节的完整性和原有功能，假体设计理念逐渐变化，开始将滑车轴与股骨髁解剖轴线对应关系纳入假体设计考虑范围，结合全膝关节置换术，产生了包括股骨滑车设计在内的第二代髌股关节置换假体——Avon 髌股关节假体。该假体在解剖结构和生理功能方面近乎完全接近原有关节，以表面置换方式替代第一代假体的镶嵌式假体植入，更全面地考虑到股骨滑车及远端解剖结构，改善了髌骨轨迹异常的缺点，在术后疼痛、并发症、功能恢复等方面明显优于第一代。除此之外，第二代假体还放宽了手术适应证，提高了手术机动性。髌股关节置换术对局限于膝关节前间室的骨关节炎而言，是除全膝关节置换之外的另一个非常有价值的选择。

（2）髌股关节假体的分类

髌股关节假体的设计力图恢复髌股关节复杂的运动学特点，使其在膝关节屈伸活动过程中在矢状位、冠状位及轴位上接近正常关节的活动。股骨假体滑车限制越高，髌骨的活动越受限，这将导致髌股关节压力增高、髌骨假体磨损增加。相反，如果股骨假体限制性较低，髌骨的活动轨迹则越接近术前，但髌骨半脱位或脱位的发生风险则会增加。

目前，依据处理股骨滑车方式的不同，可以将髌股关节假体分为以下两类。

第一代髌股关节假体：即表面修复型假体（resurfacing implant）。该类关节假体在处理股骨滑车时，只简单地处理滑车表面损坏的关节软骨，而对滑车的形态没有显著的影响。这种假体安装方式也称为"嵌入技术（inlay technique）"。因为该类假体安装时是嵌在滑车软骨下骨上的，因此假体位置取决于滑车自身的解剖形态。根据股骨侧假体的形态可以将其分为解剖型（如 Spherocentric、LCS 和 Autocentric）和对称型（如 Richards Ⅲ 和 Lubinus）。

第二代髌股关节假体：即前切除型假体（anterior cut implant）。该类假体处理股骨前方的方式与全膝关节置换术相同，其假体设计与全膝关节假体股骨滑车的设计相类似。与第一代假体简单处理股骨滑车损坏的软骨不同，该类假体对膝关节前间室进行完全置换。此类假体分为解剖型（如 Hermes™ 假体、Vanguard™ 假体、Journey Competitor™ 假体、Leicester™ 假体和 Gender™ 假体）和对称型（如 Avon™ 假体）两种。该类假体在安放时需与下肢的机械轴保持一致，而不像第一代假体需要与滑车轴一致。

另外，髌骨侧假体同样也分为解剖型和对称型。理论上，髌骨假体的圆顶设计可以使其自动定位在滑车沟里，避免髌骨脱位的发生。当髌股关节置换失败需要翻修为全膝关节时，髌骨假体可以保留而无须更换。

（3）适应证与禁忌证

与其他的膝关节单间室置换一样，髌股关节置换的成功很大程度上依赖于对患者的选择。根据目前的文献总结，髌股关节置换术的适应证包括：①局限于髌股关节的骨关节病；②髌股关节创伤性关节炎；③髌股半脱位或股骨滑车发育不良导致的髌股关节骨关节病；④Ⅲ度以上的广泛的髌股关节软骨损伤。

髌股关节置换术的禁忌证包括：①未进行规律的保守治疗的患者；②累及膝关节其他间室的膝关节骨关节病；③存在活动性感染者；④系统性炎性疾病累及膝关节，如类风湿性关节炎、红斑狼疮等；⑤局限性的髌股关节软骨损伤；⑥未纠正的膝关节对线不良（外翻＞8°或内翻＞5°）；⑦膝关节屈伸活动受限（要求最小活动范围为 -10°～110°）。

Leadbetter 等还列出了影响髌股关节置换手术效果的一些危险因素：①先前多次手术或广泛的软组织创伤导致股四头肌萎缩；②在同一关节或其他手术部位有关节纤维化病史；③膝关节不稳定；④半月板切除术后的膝关节；⑤对膝关节运动要求较高者；⑥年龄＜40岁；⑦广泛的软骨钙化；⑧肥胖（BMI＞30）；⑨男性患者；⑩原发性骨关节病。

（4）手术技术

第一代髌股关节置换术和第二代髌股关节置换术在股骨侧假体安放上存在明显的不同，而两者髌骨假体的安放均与全膝关节置换术相似。

在安装第一代假体时，先要应用特定的模具来确定股骨侧假体的大小，从而使假体在股骨滑车上有更好的覆盖。假体在安装时应当尽量符合股骨滑车本身的位置，避免假体内旋的发生。假体的上缘应当恰好埋入股骨滑车的前方皮质，从而使滑车到股骨髁间的移行部位更加顺畅。

第二代假体目前已占据了全球髌股关节置换的大部分比例。该假体的安装具有更高的可重复性。在安装假体时，通常切口要求足够长以能够容纳切除导向器和解雇模块。在大部分情况下，需要将髌骨脱位并翻向外侧。在切除前方皮质前，先用髓内导向器安放截骨模块，同时根据 Whiteside 线和通髁线确定截骨模块的外旋。在切除股骨前方后，应用磨锉处理股骨滑车，而后安装股骨测试模，确认假体与前交叉韧带有无撞击，同时注意假体与关节软骨之间有无台阶产生。

另外，假如存在显著的髌骨半脱位或髌骨倾斜，髌股关节假体本身不足以使髌骨在屈伸活动中达到稳定时，则需要同时进行伸膝装置重排手术（如外侧支持带松解、胫骨结节内移术等）。

（5）并发症

1）早期并发症：与全膝关节置换术相比，髌骨关节置换术后早期并发症的发生率更高。早期并发症主要包括持续性的膝前痛、髌骨嵌顿、伸膝装置断裂等情况。目前的研究显示，股骨侧假体位置不良将导致髌骨轨迹不良或髌骨不稳定的发生。Gadeyne 等研究显示，当股骨侧假体安放于过度内旋的位置时，再手术的概率明显增加。

伸膝装置的力线不良或使用过大的股骨侧假体则可能导致膝前痛的发生，而这些情况均导致翻修率的增加。膝前痛也可能是膝关节"过度填充"造成的，即膝关节假体的厚度超过了接触的软骨和骨的厚度。一项最近的研究显示，术后髌骨厚度的增加可能导致膝关节功能不良。

另外，有研究显示，髌骨关节置换术后髌骨不稳定的发生可能与不适当的软组织松解相关。同时，高位髌骨也是术后髌骨不稳定的危险因素之一，此时通常建议行胫骨结节远端移位手术。

目前，随着新一代髌股关节假体的广泛应用，术后早期并发症的发生率明显降低。Ackroyd 等应用第二代髌股关节假体（Avon^{TM} 假体）对 306 例膝关节进行了手术，随访发现膝前痛发生率为 4%，伸膝装置相关并发症发生率为 5%，关节纤维粘连发生率为 1.6%。该研究相较于之前的研究，术后早期并发症的发生率显著降低，其结果相当令人鼓舞。

2）晚期并发症：由于新型髌股关节假体的应用，髌骨轨迹不良导致的并发症数量明显减少。目前，膝关节骨关节病的进展是导致髌股关节置换术失败的最主要原因。目前的报道显示，髌股关节置换术后 5 ～ 15 年，最多有 22% 的关节因骨关节病进展而需要进行翻修。Ackroyd 等的研究显示，骨关节病进展是髌股关节置换术后最主要的晚期并发症。根据目前的研究，髌股关节置换术后的功能改善及术后的疼痛变化对骨关节病的晚期进展均不具有预测性。

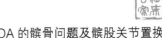

与因为股骨滑车发育不良、髌骨半脱位而进行髌股关节置换的患者相比，骨关节病的进展更常见于因为原发性骨关节病而进行髌股关节置换的患者。Nicol 等的研究显示，应用第二代髌股关节假体（Avon™ 假体）对 103 例原发性骨关节病患者进行髌股关节置换并随访 7.1 年，12% 的关节因骨关节病的进展而进行翻修手术，平均翻修时间为术后 55 个月。

假体松动是一个相对罕见的并发症。Lonner 等在一项 7 年的随访研究中指出，髌股关节置换术后因假体松动而进行翻修的发生率不足 0.5%。Gadeyne 等应用 Autocentric™ 假体进行了 43 例髌骨关节置换并随访 74 个月，期间共有 11 例膝关节进行了翻修，其中 2 例出现假体松动。Kooijman 等在一项长达 15.6 年的随访研究中指出，髌股关节的假体松动率约为 2%。

（6）临床研究结果

根据目前发表的文献，髌股关节置换术的效果存在很大的变异。这可能与假体设计的不断变化、患者的选择、手术技术的改进等许多因素相关。

如前所述，第一代髌股关节假体是通过"嵌入"技术将假体安装在股骨滑车表面的，其旋转与患者本身的滑车相一致，假体近端和两侧也同样不超过软骨覆盖区。另外，第一代假体在手术技术上也存在许多不足，假体安装过程为徒手操作，可重复性差，而且安装的精确度不足，这导致第一代假体术后早期并发症发生率较高。

目前研究显示，最早的髌股关节假体（Richards 假体）在中长期随访中显示出较高的再手术率（26% ～ 63%）和翻修率（19% ～ 51%）。Blazina 等的研究显示，约 43% 的关节需要再次行伸膝装置重排手术以改善髌骨轨迹。另外，针对另一款第一代假体（Lubinus 假体）的研究结果也难以令人满意，其再手术率和翻修率也非常高。

研究显示，由于 Lubinus 假体的左右径较窄且近端覆盖不足，其髌骨轨迹不良的发生率很高；另外，由于股骨侧假体安装位置不良导致的髌骨半脱位及髌骨假体过度磨损也非常常见。Board 等研究显示，导致 Lubinus 假体失败的原因主要是髌骨不稳定（18%）、关节僵硬（18%）和骨关节病进展（12%）。

随着第二代髌股关节假体的应用，由于髌骨不稳定和髌骨轨迹不良导致的并发症明显减少。事实上，由于 78% 单纯的髌股关节骨关节病患者存在股骨滑车发育不良或髌骨运动轨迹不良，髌股关节假体滑车部分的设计非常重要。因此，许多第二代髌股关节假体根据全膝关节假体股骨前方的设计进行了改良，使假体在股骨前方具有更良好的覆盖，从而减少了髌骨嵌顿、髌骨轨迹不良和半脱位等早期并发症的发生。另外，通过股骨前方截骨导向器的应用，使得第二代假体的安装具有良好的可重复性和精确度。

目前已发表的研究显示，第二代髌股关节假体具有良好的临床效果和中期生存率。Stark 等应用 Avon™ 假体进行了 37 例髌股关节置换，其随访的优良率达到 100%。在随访过程中，22% 的膝关节出现骨关节病的进展，但均未产生明显症状。Odumenya 等的研究则报道了假体的 5 年生存率为 100%，但其中 16% 出现髌骨倾斜、14% 存在髌骨外侧松弛，另有 22% 存在骨关节病的进展。Ackroyd 等应用 Avon™ 假体进行了 109 例髌股关节置换，平均随访 5.2 年，其生存率达 95.8%，患者满意率达 80%（Bristol 疼痛评分＞ 20）。与其他研究显示的一样，导致失败的主要原因为骨关节病的进展，其发生率为 28%。

需要指出的是，虽然目前有关第二代假体的研究均显示出令人鼓舞的疗效和中期生存率，但尚缺乏长期的临床相关研究，第二代假体的长期效果仍有待研究的证实。

（7）假体翻修

由于第二代髌股关节假体的应用，髌股关节置换术后早期并发症的发生明显下降，但是，骨关节病进展等导致的假体翻修仍然难以避免，这在年轻患者中更加常见。

目前，有关髌股关节翻修的文献数量较为有限。Lonner 等在研究中描述了 12 例髌股关节置换术后翻修。这 12 例膝关节行髌股关节置换的原因为股骨滑车发育不良（10 例）和创伤性关节炎（2 例），其翻修的原因为骨关节病进展（6 例）、髌骨不稳定（3 例）及两者均存在（3 例）。翻修的全膝关节假体为后稳定型膝关节假体，翻修术后随访为 3.1 年。研究结果显示，翻修手术与初次髌股关节置换术的间隔时间平均为 4 年，翻修术后膝关节功能评分及活动范围较术前均有显著改善。另外，在翻修过程中，没有病例需要使用自体骨移植或金属垫片，髌股关节假体移除后留下的骨缺损均可以通过正常的截骨来去除。

Van Jonbergen 等对 14 例髌股关节置换术后翻修为全膝关节的病例进行研究发现，与初次全膝关节置换术相比，虽然两组患者术后膝关节功能评分无明显差异，但翻修组患者的膝关节活动范围较初次组明显减少。Parratte 等的研究显示，髌股关节置换术后翻修为全膝关节与初次全膝关节置换术相比，在手术出血量、术后膝关节活动范围上无显著性差异，但膝关节功能评分上却又显著减低。由此可见，髌骨关节置换术后翻修为全膝关节虽然较初次全膝关节置换术在手术、在难度上没有显著区别，但对全膝关节置换术的效果却有明显的影响。

由于第一代髌股关节假体存在缺陷，目前也有部分研究试图将第一代假体翻修为第二代假体。Hendrix 等应用 Avon™ 假体对 14 例 Lubinus™ 假体进行了翻修。在该研究中，初次髌股关节置换术与翻修手术间隔时间平均为 67 个月，翻修的原因包括髌骨运动轨迹不良（8 例）、股骨假体位置不良（3 例）、髌骨侧假体位置不良（2 例）和假体过大（1 例）。在 11 例病例中，髌骨及股骨侧假体均进行了更换。在平均随访 60 个月后，膝关节活动范围及功能评分均有改善，同时有 5 例膝关节出现骨关节病进展，其中 2 例需翻修为全膝关节置换。

综上所述，髌股关节置换术对于年轻的、单纯的髌股关节骨关节病具有良好的疗效。随着假体设计的改进，其在治疗效果和生存率上均有了明显的改善。但是，对于髌股关节置换术尚缺乏长期随访的结果，其远期效果仍有待进一步证实。同时，随着机器人技术、导航技术、3D 打印技术等最新科技在关节置换领域的应用，髌股关节置换术的效果有望得到进一步的改善。

参考文献

1. Lonner JH. Patellofemoral Arthroplasty：An Evolving Science. Instr Course Lect，2017，66：211-221.

2. Fuchs S，Schuette G，Witte H，et al. Patellofemoral contact characteristics in total knee prostheses with and without anterior patellar flange. Journal of Applied Biomechanics，2010，20（2）：144-152.

3. Leadbetter WB，Ragland PS，Mont MA. The Appropriate Use of Patellofemoral Arthroplasty. Clinical Orthopaedics & Related Research，2005，436：91-99.

4. Dahm DL，Al-Rayashi W，Dajani K，et al. Patellofemoral arthroplasty versus total knee arthroplasty in patients with isolated patellofemoral osteoarthritis. Am J Orthop (Belle Mead NJ)，2010，39（10）：487-491.

5. Ackroyd CE，Newman JH，Evans R，et al. The Avon patellofemoral arthroplasty：five-year survivorship and functional results. J Bone Joint Surg Br，2007，89（3）：310-315.

6. Gadeyne S，Besse JL，Galand-Desme S，et al. Results of self-centering patellofemoral prosthesis：a retrospective study of 57 implants. Rev Chir Orthop

Reparatrice Appar Mot, 2008, 94 (3): 228-240.

7. Mofidi A, Bajada S, Holt MD, et al. Functional relevance of patellofemoral thickness before and after unicompartmental patellofemoral replacement. Knee, 2012, 19 (3): 180-184.

8. Nicol SG, Loveridge JM, Weale AE, et al. Arthritis progression after patellofemoral joint replacement. Knee, 2006, 13 (4): 290-295.

9. Lonner JH, Mehta S, Booth RE Jr. Ipsilateral patellofemoral arthroplasty and autogenous osteochondral femoral condylar transplantation. J Arthroplasty, 2007, 22 (8): 1130-1136.

10. Mohammed R, Jimulia T, Durve K, et al. Medium-term results of patellofemoral joint arthroplasty. Acta Orthop Belg, 2008, 74 (4): 472-477.

11. Starks I, Roberts S, White SH. The Avon patellofemoral joint replacement: independent assessment of early functional outcomes. J Bone Joint Surg Br, 2009, 91 (12): 1579-1582.

12. Odumenya M, Costa ML, Parsons N, et al. The Avon patellofemoral joint replacement: Five-year results from an independent centre. J Bone Joint Surg Br, 2010, 92 (1): 56-60.

13. Lonner JH, Jasko JG, Booth RE Jr. Revision of a failed patellofemoral arthroplasty to a total knee arthroplasty. J Bone Joint Surg Am, 2006, 88 (11): 2337-2342.

14. van Jonbergen HP, Werkman DM, van Kampen A. Conversion of patellofemoral arthroplasty to total knee arthroplasty: A matched case-control study of

13 patients. Acta Orthop, 2009, 80 (1): 62-66.

15. Parratte S, Lunebourg A, Ollivier M, et al. Are revisions of patellofemoral arthroplasties more like primary or revision TKAs. Clin Orthop Relat Res, 2015, 473 (1): 213-219.

16. Hendrix MR, Ackroyd CE, Lonner JH. Revision patellofemoral arthroplasty: three- to seven-year follow-up. J Arthroplasty, 2008, 23 (7): 977-983.

17. Sarda PK, Shetty A, Maheswaran SS. Medium term results of Avon patellofemoral joint replacement. Indian J Orthop, 2011, 45 (5): 439-444.

18. Grelsamer RP, Stein DA. Patellofemoral arthritis. J Bone Joint Surg Am, 2006, 88 (8): 1849-1860.

19. Barrack RL, Society H, Society K. Orthopaedic knowledge update: hip and knee reconstruction 3. American Academy of Orthopaedic Surgeons, 2006.

（吴　浩　曹永平　整理）

全膝关节置换治疗骨关节炎

36. "遗忘膝"使全膝关节置换的临床疗效更加良好

全膝关节置换治疗骨关节炎的优良功能预后已被公认，"遗忘膝"（Forgotten Knee）则是一项代表完美功能预后的新理念，表示人工膝关节在日常生活中始终无不适感。我们推荐，在恢复力线、平衡软组织和屈伸间隙及适当安放假体位置的基础上，注重关节活动度的提高，注重髌股关节软组织的平衡，减少术后髌骨半脱位的发生，以更多地实现"遗忘膝"，使全膝关节置换的临床疗效更加良好。

全膝关节置换术治疗骨关节炎已被广泛认为是 20 世纪骨科领域最为成功的手术之一。但必须强调的是，全膝关节置换手术的临床预后，在很大程度上需要依赖于术中准确的软组织平衡、良好的假体位置及正确的恢复力线。

在此基础上，需要全膝关节置换术达到更为优越的临床疗效。自 2001 年"遗忘膝"的观念被提出，代表全膝关节置换术后患者的膝关节功能评分非常优秀，并在日常活动中完全忽略和"忘记"人工膝关节的存在。目前大规模的研究结果显示，约 66.1% 的患者在全膝关节置换术后能够达到完美的功能预后，实现"遗忘膝"。

是否能够达到"遗忘膝"这一近乎完美的功能预后受哪些因素影响？一项 2016 年最新的研究对此进行了报道。在所研究的 2001—2008 年度中，共有 510 例膝关节纳入研究，术前的患者信息、疾病史和各项功能评分均准确记入。在平均随访 76.6 个月后，共有 42.9% 的患者认为人工膝关节在日常生活的所有活动中均非常正常，达到"遗忘膝"的标准，另有 36.1% 的患者达到 KSS 评分 100 分。

术后关节活动度的增加，尤其是屈曲度的提高与"遗忘膝"的比例呈正相关，而术前患有抑郁症或术后髌骨半脱位则是"遗忘膝"的负相关因素。其他因素，如年龄、性别、BMI、术前疼痛及功能受限评分或是否置换髌骨均与"遗忘膝"无明显相关性。

"遗忘膝"是一种新的理念，代表功能预后为完美，区别于通常认为的优良预后。目前，仅在美国，平均每年就有 600 000 例患者接受全膝关节置换手术，且这一数值正在逐年增加。近 30 年来，全膝关节置换术后假体的翻修率也在逐渐降低。目前，

20世纪最成功的骨科手术已被广泛接受并不断推广，大量的研究均显示这一术式所带来的优良预后，并显著提高了患者的生活质量。在此基础上，希望将全膝关节置换的临床疗效做到更好，通过综合文献中所提到的影响因素，推荐在恢复力线、良好安放假体位置和准确平衡软组织的前提下，更加注重髌股关节的软组织平衡，减少膝前疼痛和髌骨半脱位的发生率，更加注重术后关节活动度的提高，从而使更多的全膝关节置换达到"遗忘膝"的标准，以追求更好的功能预后。

37. 近10年假体类型选择的发展趋势

从近10年来全膝关节假体使用比例的发展趋势可以看出，目前越来越多的骨科医生更倾向于选择骨水泥固定的后稳定型假体，大多数进行髌骨置换，更多地使用固定平台的带金属底托的组配式胫骨假体并使用高交联聚乙烯衬垫。

自1970年以来，全膝关节置换术已逐渐成为治疗严重骨关节炎的最为常用的手术方式。全膝关节置换术能够有效地缓解骨关节炎的疼痛、改善功能并提高相应的生活质量，已被广泛接受为一项非常成功并具有高性价比的手术。

在过去的40年中，市面上能够使用的假体种类逐渐增加，同时骨科医生对于不同假体设计和材料的认识与经验也在逐渐增多。随着对膝关节生理学、生物力学及膝关节假体技术发展的不断研究，全膝关节置换术的比率将呈现逐步上升趋势。目前，评估假体设计类型对功能预后影响的高质量文献较少，大多源于参与假体设计的某一医生所报道的病例随访结果。

我们希望得到一项研究报道，能够在全膝关节置换的假体选择问题，包括选择固定平台还是旋转平台、选择后稳定型假体还是后交叉韧带保留型假体、如何选择固定的方式、假体限制性的大小以及衬垫的使用类型等一系列问题上，给出最近的发展趋势。

在新近发表的一项美国关于近年来假体类型使用率的发展趋势的研究中，大规模的数据显示，2012 年全膝关节置换术占所有膝关节置换手术的 88%，相对于 2001 年的 92% 有所下降，其中主要的原因是单髁关节置换和髌股关节置换手术的比例有所增加。此外，髌骨置换的比例在 2012 年为 96%，相比于 2001 年的 93% 有所增高，这一高比例的髌骨置换率可能在美国以外的地区并不适用。2012 年，88% 的膝关节采用骨水泥固定，这一比例也较 2001 年的 81% 有所增加。混合固定的方式，即股骨侧非骨水泥固定、胫骨侧骨水泥固定的方式在 2012 年占比 4%，已较 2001 的 14% 显著下降（图 5）。

在全部的初次全膝关节置换中，后交叉韧带保留型（CR）假体使用率自 2003 年的 50% 下降至 2012 年 38%，后稳定型（PS）假体的占比则由 2001 年的 31% 上升至 2012 年的 53%。限制性假体的使用变化不大，2012 年的 3% 较 2011 年的 4% 略有下降。2012 年，固定平台型假体的使用率为 91%，较 2005 年的 81%

有所上升，活动平台型假体的使用率则从 2005 年的 19% 下降至 2012 年的 7%。使用单块式聚乙烯胫骨假体的比率始终较低，自 2011 年的 2% 下降至 2012 年的 1%（图 6）。

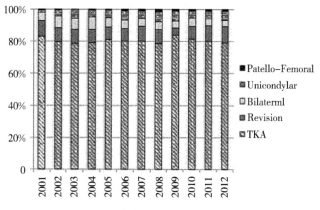

图5　2001—2012 年美国膝关节手术类型发展趋势

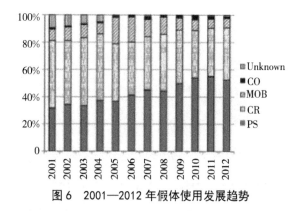

图6　2001—2012 年假体使用发展趋势

高交联聚乙烯衬垫的使用率在 2012 年为 52%，已较 2001 年的 24% 明显上升。传统聚乙烯衬垫的使用率则从 2001 年的 76%

下降至 2012 年的 32%。加入维生素 E 的聚乙烯衬垫在 2012 年占比为 4%，较 2009 年的 1% 有上升趋势。

综合上述，至 2012 年，全美全膝关节置换术中，88% 使用了骨水泥固定方式，96% 进行了髌骨置换，38% 选择 CR 假体，53% 选择 PS 假体，91% 选择了固定平台型假体，52% 的衬垫使用的是高交联聚乙烯衬垫。从全膝关节假体使用比例的发展趋势可以看出（图 7），目前骨科医生对于全膝关节置换中假体使用类型的倾向性，越来越多的医生更倾向于选择骨水泥固定的假体，选择进行髌骨置换，选择固定平台的金属底托的组配式胫骨假体并使用高交联聚乙烯衬垫。

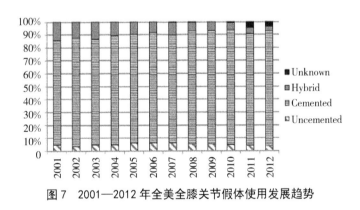

图 7　2001—2012 年全美全膝关节假体使用发展趋势

38. 高屈曲型关节假体是否一定优于标准型假体仍有争议

关节活动度是影响全膝关节置换术后临床预后的重要影响因素之一，一些特殊的功能要求需要全膝关节术后达到更高的活动度。尽管高屈曲型假体的设计理论能够实现术后更大的关节活动度，但目前关于高屈曲型假体和标准型假体的报道结果仍有争议，Meta分析尚未显示高屈曲型假体较标准型假体具有显著优势。

全膝关节置换术作为骨科领域最为成功的手术之一，其手术目的主要在于重新获得一个稳定、无痛和活动度良好的膝关节。其中，关节活动度是手术预后的重要影响因素之一。

通常，标准型假体大多能够实现约120°左右的最大屈曲度，但对于蹲、跪、盘腿等一些特殊的膝关节动作，则要求达到110°～165°的高屈曲活动度。在理论上能够通过股骨后髁偏心距、假体接触面积等设计细节的变化，达到更高的关节屈曲度，完成高屈曲型假体的设计，但高屈曲型假体同样具有后髁截骨量增加、花费更高、髌骨摩擦音发生率增加等潜在风险因素。目前，对于高屈曲型假体与标准型假体的比较，文献报道仍存在争议。

在一项Meta分析中，纳入了17项随机对照研究，共计1778例患者。Meta分析的结果显示，在术后关节活动度和负重位的膝关节屈曲度的评估结果上，高屈曲型假体与标准型假体相比，并未显示出显著差异。这一结果说明高屈曲型假体并未显著提高相对于标准型假体的术后活动度，与其设计理论并不完全相符。

在全膝关节置换术后并发症方面，包括翻修、假体松动、感染、膝前疼痛、关节僵硬、术后假体周围骨折及髌骨弹响等方面，高屈曲型假体组与标准型假体组的总体发生率类似，但在术后肺栓塞这一并发症的评估中，高屈曲型假体组发生率高于标准假体组。

目前已有多项关于高屈曲型假体和标准型假体相比较的报道研究，在对这些具有争议、结果相互矛盾的研究进行了汇总和 Meta 分析后，我们目前仍认为高屈曲型假体并未显现出相对于标准型假体的优势。

39. 髌骨是否需要进行置换始终存在争议

在全膝关节置换中，是否置换髌骨始终存在争议，并存在国家和地区差异。最新的 Meta 分析的结果仍认为髌骨是否置换对于术后膝前痛和患者功能预后并无差异。近 10 年来，各国家和地区对于髌骨是否置换的观念变化不大，在美国有超过 80% 的病例进行髌骨置换，而在美国以外地区，髌骨置换的概率则远低于此，约为 35%。

在全膝关节置换中是否需要置换髌骨，始终是一项有争议的话题。一些观点认为常规置换髌骨能够降低术后髌前痛的发生率，并能降低相应翻修手术的概率；反对常规置换髌骨的观点则认为，不置换髌骨可能减少髌骨骨折、假体松动等相应风险，并且髌前痛的发生率实际上与置换髌骨并无显著差异。

自 2004 年起，开始有多项随机对照研究和 Meta 分析对是否进行髌骨置换进行探讨。多数研究认同髌骨置换能够减少髌骨相关的手术翻修率，但对于患者满意度和膝前疼痛的发生率，置换髌骨与否并未得到显著差异。来自瑞典的关节注册数据则得到相反的结论，认为置换髌骨反而带来更高的翻修率。

髌骨是否置换在不同的国家和地区也同样存在差异。在美国，大约80%以上的全膝关节置换同时进行了髌骨置换，而在其他国家和地区，髌骨置换的概率则远低于此。一项最新的研究，对2004—2014年中髌骨置换在世界范围的发展趋势进行了汇总和分析。这一研究结果中，在2010年，美国以外国家和地区的平均髌骨置换率仅为35%。各国家和地区对于髌骨置换的观点不尽相同，在全膝关节置换中，髌骨置换的概率始终存在差异[4%（挪威）～82%（美国）]。

在近10年的发展过程中，髌骨置换的观点在不同国家的发展变化也有所区别。髌骨置换概率下降最显著的国家发生在瑞典，由2004年的15%下降至2014年的2%；髌骨置换概率上升最显著的国家是澳大利亚，由2004年的44%上升至2014年的59%。对于近10年来自7个国家关节注册系统的数据分析显示，是否置换髌骨并不产生膝前痛及患者满意度的显著差异。有关髌骨置换是否意味着更高的髌骨相关翻修率，不同的注册系统也得到了不同的结果。绝大多数关节注册数据的结果是髌骨置换能够降低髌骨的相关翻修率，而瑞典国家注册系统的结果则相反。

尽管目前的研究和Meta分析的结果均提示无论髌骨是否置换，全膝关节置换的预后大致相同，但大多数国家和地区对于髌骨置换的观念变化不大。在美国以外的国家地区，髌骨置换仍然仅在小规模的患者群体中进行。

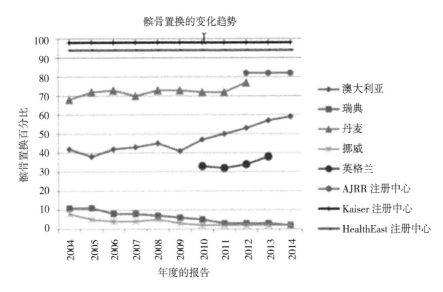

图 8　2001—2012 年填充混合物使用发展趋势（彩图见彩插 3）

40. 双侧骨关节炎的全膝关节置换应对同期置换进行更为严格的病例筛选

在近 10 年的数据中，同期双膝置换的比例逐渐降低。应当对同期双膝置换进行更为严格的病例筛选，以保证在更快康复期、单次麻醉、减少住院时间和花费等获益的基础上，避免同期双膝置换所带来的并发症风险增加。

多数膝 OA 患者为双膝同时受累，在进行全膝关节置换术治疗时，治疗策略主要分为同期双膝置换或分期单膝关节置换。

对于同期双膝关节置换而言，其优势主要在于更快的康复训练和恢复期、单次的麻醉过程及更少的住院花费。另外，一些特殊的病例（如双膝屈曲挛缩畸形）也同样是同期双膝置换的适应证，这种治疗策略能够达到术后更好的功能预后，避免遗留屈曲挛缩畸形。

另一方面，一些学者认为同期双膝关节置换可能意味着增加心肺系统并发症、肺栓塞甚至病死率。目前，对于同期双膝关节置换这一治疗策略的使用获益和风险，尚无明确定论。

一项关于近10年来大规模医院中同期双膝置换的发展趋势的研究，在这项来自美国特种外科医院的报道中，2000—2009年，后5年的同期双膝置换占比为12.98%，相对于前5年的同期双膝置换占比20.34%下降了7.36%，下降率为36.2%，说明更多的骨科医生选择减少同期双膝置换的治疗策略。尤其在年龄＞75岁的患者群体中，同期双膝置换的占比由前5年的16%下降至7.7%，下降率约50%。这一结果也说明同期双膝置换的策略选择在高龄患者中越来越少，大多数医生对于高龄患者（＞75岁）在进行双膝关节同期置换时，持保守和谨慎的态度。同时，在后5年所进行的同期双膝关节置换中，病例的选择也更加严格，接受同期双膝置换的患者群里整体的健康状况要优于前5年的患者。后5年所选择的这些患者中，肥胖及冠心病的发病率均低于前5年。

在病例选择发展趋势的基础上，同期双膝置换并发症的发生率得到了有效地降低，后5年总体的并发症发生率较前5年下降了 55.5%，这些并发症的降低主要体现在心脏相关并发症及术后失血性贫血两方面，而肺栓塞和 30 天病死率两项指标，后 5 年与前 5 年并没有显著的差异。

这项大规模、长时间跨度的研究提示了同期双膝关节置换应当严格谨慎地进行病例选择，从而能够在获得同期双膝置换相应获益的同时，降低同期双膝置换所带来的并发症风险。

41. 患者个体化器械的使用是近年来的一项革新技术

全膝关节置换术作为骨科领域最为常用和成功的术式之一，绝大多数病例采用传统器械完成，患者个体化器械是近年来的一项革新技术，旨在更好地提高术后膝关节活动度、假体存活率和患者满意度。采用患者个体化器械意味着更高的花费和技术投入，因此，探讨患者个体化器械是否能够带来相比于传统器械更好的功能预后，是近年来的一项研究热点。

患者个体化器械是一类术者友好型器械，借助术前的 3D 核磁共振或 CT 成像，于术前根据患者的解剖个体化差异设计相应的器械，能够更好地完成术前计划，并在术中减少器械的使用数量，更高效和精准地完成手术。

在 2016 年的一项最新的系统性回顾和 Meta 分析中，研究者收录了近 5 年来进行的 5 项随机对照研究，共纳入了 379 例患者，对个体化器械和传统器械完成的全膝关节置换进行预后功能评分的

Meta 分析比较，包括 KSKS（knee society knee score）评分、KSFS（knee society function Scores）评分、OKS（oxford knee score）评分、WOMAC（western ontario and mcmaster universities arthritis index）评分和 VAS（visual analogue scale）评分。

在该研究结果中，患者个体化器械完成的全膝关节置换，在 KSKS 评分、KSFS 评分、OKS 评分、WOMAC 评分及 VAS 评分中，并未有任一项比传统器械具有显著优势。因此，到目前为止，并未有足够证据说明患者个体化器械能够比传统器械带来更多的获益，至少在术后功能评分上，两者并无显著性的区别。

42. 导航技术能够为全膝关节置换术提供更好的短期预后

在过去的 30 年中，导航技术被不断引入外科手术中，为外科学的发展提供了新的技术手段。由于骨解剖标志的相对稳定性，导航技术在骨科领域更容易发挥优势。

从 2001 年开始，无影像采集的导航技术引导的全膝关节置换开始进入骨科领域，该技术通过术中对解剖标志的空间定位进行数据采集，计算转化为实时的导航图像，以指导术者进行准确的截骨，并能够在截骨后再度完成准确性的确认。

导航技术旨在引导完成更为准确的全膝关节置换术，并预期能够提供更加可靠的功能预后。由于导航技术为新近技术，目前相关的研究数据仍相对有限。

在最新的一项荟萃分析中，研究者纳入了证据等级 I 级的随机对照研究，比较导航技术相对于传统全膝关节置换术是否具有影像学和功能学的优势。共有 1713 例全膝关节置换术纳入研究，其中 869 例全膝关节置换采用导航技术完成，844 例作为对照组采用传统技术完成。在影像学的随访结果中，采用导航技术完成的全膝关节置换术，其 87.1% 达到了理想的力线恢复（力线轴偏差＜ 3°），而传统技术完成的理想力线恢复率为 73.7%。在手术时间的比较中，采用导航技术的手术时间平均为 101.6 分钟（80 ～ 118 分钟），相对于传统技术的平均时间 83.3 分钟（66 ～ 95 分钟）有所延长。在功能预后的随访比较中，在 3 个月随访时，导航技术组平均 KSS 评分增加 68.5，高于传统技术组的 58.1；在 12 ～ 32 个月随访时，导航技术组 KSS 评分增加为 53.1，高于传统技术组的 45.8。

目前最新的 Meta 分析结果提示，采用导航技术完成的全膝关节置换术能够达到更为精准的术后力线，同时也能够在短期随访中提供相对于传统技术更好的功能预后，是一项值得推广的应用于全膝关节置换术中的新技术。

43. 基于人口学研究的全膝关节置换术后病死率的变化趋势

终末期的骨关节炎是一类高致残率并增加致死风险的疾病，而全膝关节置换术是一项能够安全有效的纠正此致病致死风险的治疗手段。目前，关于全膝关节置换治疗骨关节炎后患者预期寿命的变化尚未被广泛认知。

基于人口学的研究显示，相对于同年龄、同性别的健康人群，罹患骨关节炎的患者具有更高的流行病学病死率。在进行全膝关节置换术治疗骨关节炎后，患者的流行病学病死率能够较普通人群有所改善，这一方面可能源于接受全膝关节置换的患者群体本身健康状况较好；另一方面则源于全膝关节置换术后患者能从更好的活动能力中获益。

一项最新报道的研究对于全膝关节置换能够改善骨关节炎患者病死率的问题进行了影响因素的分析。在这项基于人口学的研究中，共 1980 例骨关节炎患者接受全膝关节置换术进行治疗；病例收纳 1969 年 1 月—2008 年 12 月接受手术，随访至患者去世或直至 2014 年 8 月；以标准化的病死率比值（standardized mortality ratios，SMRs）作为参照，进行全膝关节置换的患者群体的年龄校正病死率和性别校正病死率均低于普通人群。研究数据显示，在术后的 8 年内这种流行病学病死率的优势尤其明显，但在术后 15 年后病死率的差异逐渐消失。并且，随着时间的进展，越近期接受全膝关节置换的患者，其流行病学的长期或短期病死率越低于普通人群，这种手术年代的差异主要发生在约 10 年前。

从人口流行病学分析得到的结论，经历全膝关节置换的患者，术后的生存率显著高于普通人群，尤其在术后 8 年内。在近年来，这一手术方式所带来的流行病学生存率优势呈逐年升高趋势。

参考文献

1. Eymard F，Charles-Nelson A，Katsahian S，et al. Predictive Factors of "Forgotten Knee" Acquisition After Total Knee Arthroplasty：Long-Term Follow-Up of a Large Prospective Cohort. J Arthroplasty，2017，32（2）：413-418.

2. Losina E，Thornhill TS，Rome BN，et al. The dramatic increase in total knee replacement utilization rates in the United States cannot be fully explained by growth in population size and the obesity epidemic. J Bone Joint Surg Am，2012，94（3）：201-207.

3. Kurtz S，Ong K，Lau E，et al. Projections of primary and revision hip and knee arthroplasty in the United States from 2005 to 2030. J Bone Joint Surg Am，2007，89（4）：780-785.

4. Nguyen LC，Lehil MS，Bozic KJ. Trends in total knee arthroplasty implant utilization. J Arthroplasty，2015，30（5）：739-742.

5. Santaguida PL，Hawker GA，Hudak PL，et al. Patient characteristics affecting the prognosis of total hip and knee joint arthroplasty：a systematic review. Can J Surg，2008，51（6）：428-436.

6. Sancheti KH，Sancheti PK，Shyam AK，et al. Factors affecting range of motion in total knee arthroplasty using high flexion prosthesis：A prospective study. Indian J

Orthop, 2013, 47 (1): 50-56.

7. Bauman RD, Johnson DR, Menge TJ, et al. Can a high-flexion total knee arthroplasty relieve pain and restore function without premature failure? Clin Orthop Relat Res, 2012, 470 (1): 150-158.

8. Fischer M, von Eisenhart-Rothe R, Simank HG. Comparable short-term results seen with standard and high-flexion knee arthroplasty designs in European patients. J Orthop, 2013, 10 (3): 119-122.

9. Guild GN 3rd, Labib SA. Clinical outcomes in high flexion total knee arthroplasty were not superior to standard posterior stabilized total knee arthroplasty. A multicenter, prospective, randomized study. J Arthroplasty, 2014, 29 (3): 530-534.

10. Fuchs MC, Janssen RP. Clinical evaluation of 292 Genesis II posterior stabilized high-flexion total knee arthroplasty: range of motion and predictors. Eur J Orthop Surg Traumatol, 2015, 25 (1): 161-166.

11. Chen K, Li G, Fu D, et al. Patellar resurfacing versus nonresurfacing in total knee arthroplasty: a meta-analysis of randomised controlled trials. Int Orthop, 2013, 37 (6): 1075-1083.

12. He JY, Jiang LS, Dai LY. Is patellar resurfacing superior than nonresurfacing in total knee arthroplasty? A meta-analysis of randomized trials. Knee, 2011, 18 (3): 137-144.

13. Pavlou G, Meyer C, Leonidou A, et al. Patellar resurfacing in total knee arthroplasty: does design matter? A meta-analysis of 7075 cases. J Bone Joint Surg Am, 2011, 93 (14): 1301-1309.

中国医学临床百家

14. Pilling RW，Moulder E，Allgar V，et al. Patellar resurfacing in primary total knee replacement：a meta-analysis. J Bone Joint Surg Am，2012，94（24）：2270-2278.

15. Fu Y，Xie P，Meng H，et al. The construction and prospects of the Chongqing twin children database. Twin Res Hum Genet，2008，11（6）：629-633.

16. Arirachakaran A，Sangkaew C，Kongtharvonskul J. Patellofemoral resurfacing and patellar denervation in primary total knee arthroplasty. Knee Surg Sports Traumatol Arthrosc，2015，23（6）：1770-1781.

17. Poultsides LA，Rasouli MR，Maltenfort MG，et al. Trends in same-day bilateral total knee arthroplasty. J Arthroplasty，2014，29（9）：1713-1716.

18. Dimitris CN，Taylor BC，Mowbray JG，et al. Perioperative morbidity and mortality of 2-team simultaneous bilateral total knee arthroplasty. Orthopedics，2011，34（12）：e841-e846.

19. Hu J，Liu Y，Lv Z，et al. Mortality and morbidity associated with simultaneous bilateral or staged bilateral total knee arthroplasty：a meta-analysis. Arch Orthop Trauma Surg，2011，131（9）：1291-1298.

20. Meehan JP，Danielsen B，Tancredi DJ，et al. A population-based comparison of the incidence of adverse outcomes after simultaneous-bilateral and staged-bilateral total knee arthroplasty. J Bone Joint Surg Am，2011，93（23）：2203-2213.

21. Amanatullah DF，Burrus MT，Sathappan SS，et al. Applying computer-assisted navigation techniques to total hip and knee arthroplasty. Am J Orthop（Belle Mead NJ），2011，40（8）：419-426.

22. Thienpont E，Schwab PE，Fennema P. A systematic review and meta-analysis

of patient-specific instrumentation for improving alignment of the components in total knee replacement. Bone Joint J, 2014, 96-B (8) : 1052-1061.

23. Sassoon A, Nam D, Nunley R, et al. Systematic review of patient-specific instrumentation in total knee arthroplasty: new but not improved. Clin Orthop Relat Res, 2015, 473 (1) : 151-158.

24. Dossett HG, Estrada NA, Swartz GJ, et al. A randomised controlled trial of kinematically and mechanically aligned total knee replacements: two-year clinical results. Bone Joint J, 2014, 96-B (7) : 907-913.

25. Kotela A, Lorkowski J, Kucharzewski M, et al. Patient-Specific CT-Based Instrumentation versus Conventional Instrumentation in Total Knee Arthroplasty: A Prospective Randomized Controlled Study on Clinical Outcomes and In-Hospital Data. Biomed Res Int, 2015, 2015: 165908.

26. Pietsch M, Djahani O, Zweiger Ch, et al. Custom-fit minimally invasive total knee arthroplasty: effect on blood loss and early clinical outcomes. Knee Surg Sports Traumatol Arthrosc, 2013, 21 (10) : 2234-2240.

27. Vundelinckx BJ, Bruckers L, De Mulder K, et al. Functional and radiographic short-term outcome evaluation of the Visionaire system, a patient-matched instrumentation system for total knee arthroplasty. J Arthroplasty, 2013, 28 (6) : 964-970.

28. Yan CH, Chiu KY, Ng FY, et al. Comparison between patient-specific instruments and conventional instruments and computer navigation in total knee arthroplasty: a randomized controlled trial. Knee Surg Sports Traumatol Arthrosc,

2015, 23（12）：3637-3645.

29. Barrett WP, Mason JB, Moskal JT, et al. Comparison of radiographic alignment of imageless computer-assisted surgery vs conventional instrumentation in primary total knee arthroplasty. J Arthroplasty, 2011, 26（8）：1273-1284.

30. Hetaimish BM, Khan MM, Simunovic N, et al. Meta-analysis of navigation vs conventional total knee arthroplasty. J Arthroplasty, 2012, 27（6）：1177-1182.

31. Babazadeh S, Dowsey MM, Swan JD, et al. Joint line position correlates with function after primary total knee replacement：a randomised controlled trial comparing conventional and computer-assisted surgery. Journal of Bone & Joint Surgery British Volume, 2011, 93（9）：1223-1231.

32. Yang JH, Yoon JR, Pandher DS, et al. Clinical and radiologic outcomes of contemporary 3 techniques of TKA. Orthopedics, 2010, 33（10）：76-81.

33. Lützner J, Günther KP, Kirschner S. Functional outcome after computer-assisted versus conventional total knee arthroplasty：a randomized controlled study. Knee Surg Sports Traumatol Arthrosc, 2010, 18（10）：1339-1344.

34. Bejek Z, Paróczai R, Szendr i M, et al. Gait analysis following TKA：comparison of conventional technique, computer-assisted navigation and minimally invasive technique combined with computer-assisted navigation. Knee Surgery Sports Traumatology Arthroscopy Official Journal of the Esska, 2011, 19（2）：285-291.

35. O'Connor MI, Brodersen MP, Feinglass NG, et al. Fat emboli in total knee arthroplasty：a prospective randomized study of computer-assisted navigation vs

standard surgical technique. J Arthroplasty, 2010, 25 (7)：1034-1040.

36. Murray CJ, Vos T, Lozano R, et al. Disability-adjusted life years (DALYs) for 291 diseases and injuries in 21 regions, 1990-2010：a systematic analysis for the Global Burden of Disease Study 2010. Lancet, 2012, 380 (9859)：2197-2223.

37. Liu R, Huizinga TW, Kloppenburg M. Mortality in osteoarthritis：a systematic review. Osteoarthritis & Cartilage, 2013, 21 (5)：S137-S137.

38. Ravi B, Croxford R, Austin PC, et al. The relation between total joint arthroplasty and risk for serious cardiovascular events in patients with moderate-severe osteoarthritis：propensity score matched landmark analysis. Br J Sparts Med, 2014, 48 (21)：1580.

39. Nüesch E, Dieppe P, Reichenbach S, et al. All cause and disease specific mortality in patients with knee or hip osteoarthritis：population based cohort study. BMJ, 2011, 342：d1165.

40. Clement ND, Jenkins PJ, Brenkel IJ, et al. Predictors of mortality after total knee replacement：a ten-year survivorship analysis. J Bone Joint Surg Br, 2012, 94 (2)：200-204.

（孟志超　曹永平　整理）

中国医学临床百家

出版者后记
Postscript

科学技术文献出版社自 1973 年成立即开始出版医学图书，40 余年来，医学图书的内容和出版形式都发生了很大变化，这些无一不与医学的发展和进步相关。《中国医学临床百家》从 2016 年策划至今，感谢 600 余位权威专家对每本书、每个细节的精雕细琢，现已出版作品近百种。2018 年，丛书全面展开学科总主编制，由各个学科权威专家指导本学科相关出版工作，我们以饱满的热情迎来了《中国医学临床百家》丛书各个分卷的诞生，也期待着《中国医学临床百家》丛书的出版工作更加科学与规范。

近几年，中国的临床医学有了很大的发展，在国际医学领域也开始崭露头角。以北京天坛医院牵头的 CHANCE 研究成果改写美国脑血管病二级预防指南为标志，中国一批临床专家的科研成果正在走向世界。但是，这些权威临床专家的科研成果多数首先发表在国外期刊上，之后才在国内期刊、会议中展现。如果出版专著，又为多人合著，专家个人的观点和成果精华被稀释。为改变这种零落的展现方式，作为科技部所属的唯一一家出版机构，我们有责任为中国的临床医生提供一个系统展示临床研究成果的舞台。为此，我们策划出版了这套高端医学专著——《中国医学临床百家》丛书。

"百家"既指临床各学科的权威专家，也取百家争鸣之义。

丛书中每一本书阐述一种疾病的最新研究成果及专家观点，按年度持续出版，强调医学知识的权威性和时效性，以期细致、连续、全面展示我国临床医学的发展历程。与其他医学专著相比，本丛书具有出版周期短、持续性强、主题突出、内容精练、阅读体验佳等特点。在图书出版的同时，同步通过万方数据库等互联网平台进入全国的医院，让各级临床医师和医学科研人员通过数据库检索到专家观点，并能迅速在临床实践中得以应用。

在与作者沟通过程中，他们对丛书出版的高度认可给了我们坚定的信心。北京协和医院邱贵兴院士说"这个项目是出版界的创新……项目持续开展下去，对促进中国临床学科的发展能起到很大作用"。中国人民解放军第二军医大学孙颖浩校长表示"我鼓励我国的泌尿外科医生把自己的创新成果和宝贵的经验传播给国内同行，我期待本丛书的出版"；北京大学第一医院霍勇教授认为"百家丛书很有意义"。我们感谢这么多临床专家积极参与本丛书的写作，他们在深夜里的奋笔，感动着我们，鼓舞着我们，这是对本丛书的巨大支持，也是对我们出版工作的肯定，我们由衷地感谢作者的支持与付出！

在传统媒体与新兴媒体相融合的今天，打造好这套在互联网时代出版与传播的高端医学专著，为临床科研成果的快速转化服务，为中国临床医学的创新及临床医师诊疗水平的提升服务，我们一直在努力！

科学技术文献出版社

2018 年春

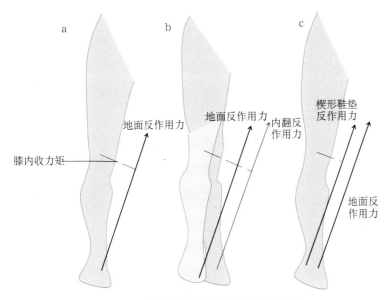

彩插1　下肢外部内收力矩（见正文 039）

注：a：正常下肢；b：膝内翻时力臂增加导致内收力矩增加；c：外侧楔形鞋垫使压力中心外移，内收力矩减小。

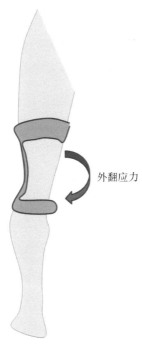

彩插2　膝关节外翻矫形器（见正文 041 页）

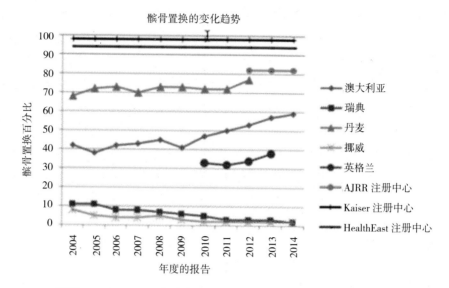

髌骨置换的变化趋势

（图例）
澳大利亚
瑞典
丹麦
挪威
英格兰
AJRR 注册中心
Kaiser 注册中心
HealthEast 注册中心

纵轴：髌骨置换百分比
横轴：年度的报告（2004—2014）

彩插 3　2001—2012 年填充混合物使用发展趋势（见正文 133 页）